Bye-bye Diäten – ICH werde jetzt glücklich!

Für die bezaubernde Jenny ♡

Jeder Tag ist ein neuer Tag, der darauf wartet, von dir erschaffen zu werden.

Ich wünsche dir ganz viel Freude mit deinem Buch!

Deine Fiddi

Rottweil, 13.12.20

Friederike Hartleb

Bye-bye Diäten –
ICH werde jetzt glücklich!

happy.fiddi

ISBN 978-3-00-067331-3

1. Auflage 2020
Autorin: Friederike Hartleb
Lindenstraße 28/1, 78628 Rottweil
Drucker: Braun Druck + Medien GmbH
Stockacher Straße 114, 78532 Tuttlingen

www.happy-fiddi.de
info@happy-fiddi.de

Inhalt

Was dich erwartet 11

Meine Geschichte 15

Intuitive Ernährung – 24

Leicht erklärt 24

   Übernimm Verantwortung 32

Diäten 35

   Grund- und Leistungsumsatz 35

   Warum Diäten langfristig nicht funktionieren 37

   Warum du Diäten überhaupt gemacht hast 48

Diätgedanken 53

   Such dir neue Ziele 56

   Hinterfrage alte Glaubenssätze 57

   Erkenne den Glaubenssatz und hinterfrage ihn 59

     Wandle deine alten Glaubenssätze um 62

     Schreibe deine Glaubenssätze auf und vernichte sie 63

Kalorienzählen 65

   Kalorien zählen und intuitiv essen – bitte nicht! ... 72

Alles ist erlaubt 74

   Dein Körper ist dein Kraftwerk 75

   Gute und schlechte Lebensmittel 78

Wenn dein Körper nur nach ungesunden Dingen verlangt 89

Gehe dem Verlangen nach 91

Sei trotzdem achtsam 94

Bewusstes und achtsames Essen 96

Iss ohne Ablenkung 96

Wechsle die Seiten 99

Lege das Besteck beiseite 99

Iss an deinem Platz 100

Genieße jeden Bissen 101

Genieße auch die Getränke 102

Achtsam essen in Gesellschaft 104

Dein neuer Geschmack 107

Probiere neue Lebensmittel 107

Lass alte Glaubenssätze los 109

Emotionaler Hunger 115

Erkenne emotionalen Hunger 119

Finde die Auslöser für deinen emotionalen Hunger 120

Beobachte dein emotionales Essverhalten 123

Finde Lösungen für deine Gefühle 124

Essen als Belohnung 127

Hunger und Sättigung – warum du sie nicht mehr spürst 130

Hab Geduld 132

Entspanne dich.. 132

Hunger 134

Wann soll ich essen?................................... 135

Was soll ich essen?..................................... 139

   Suche nach dem passenden Gefühl 142

   Suche nach dem passenden Gericht 143

   Wenn das, was du willst, nicht da ist 144

   Wenn du einfach nicht erkennst, was du essen möchtest 145

   Warte ein bisschen 145

   Probiere Neues aus 146

   Suche etwas, das immer geht 147

Sättigung... 149

   Dein Körper ist kein Abfalleimer...................... 150

   Packe alle Reste ein.. 150

   Kleine Teller oder Schüsseln verwenden............ 152

   Mache dir bewusst, dass es zu einem anderen Zeitpunkt wieder besser schmeckt 153

Gesunde Entscheidungen............................ 154

Gewohnheiten... 161

   Mein wertvollster Tipp für dich........................ 166

Dein Wohlfühlgewicht................................ 169

   Erkenne dein Wohlfühlgewicht 173

Wirf die Waage raus ... 176

Angst vor dem Zunehmen ... 177

Spaß an Bewegung ... 183

Definiere deine Ziele ... 185

Löse dich vom Bewegungszwang ... 191

Kaufe dir passende Kleidung ... 192

Probiere alles aus ... 193

Lege die Fitnessuhr ab ... 193

Finde dein eigenes Tempo ... 194

Nimm kleine Bewegungen als Bewegung wahr ... 194

Selbstliebe – lerne, dich selbst zu lieben ... 198

Starte im Hier und Jetzt ... 202

Was wäre, wenn du wüsstest, dass sich dein Körper nie verändern wird? ... 204

Schließe Frieden mit deinem Spiegelbild ... 206

Eine Übung für dich ... 208

„Wenn ich abgenommen habe, kommt die Selbstliebe von allein." ... 209

Vergleiche dich nicht mit anderen ... 212

Sei achtsam auf Instagram ... 217

Vergleiche dich nicht beim Essen ... 221

Nimm dir Zeit für dich ... 224

Akzeptiere deine Schwächen ... 227

Erkenne deine Stärken 231

Du darfst dich trotzdem verändern wollen 232

Übungen für mehr Selbstliebe 236

   Streicheln statt kneifen 236

   Trage nur bequeme Kleidung 239

   (Nackt) vor den Spiegel stellen 240

   Massiere deinen Körper 241

   Lächle 242

Miteinander statt Gegeneinander 243

Wenn du das nächste Mal eine Diät-Werbung siehst 247

Essanfälle/Binge-Eating 252

Gründe für Essanfälle 253

   Essanfälle aufgrund von körperlichem Hunger 254

   Essanfälle aufgrund von emotionalem Hunger 255

Umgang mit Essanfällen 256

Leben und leben lassen 257

Wieso ich Diäten nicht mehr ausstehen kann 259

Was dich erwartet

Hallo, du wundervoller Mensch! Ich gratuliere dir, dass du dich für dieses Buch entschieden hast. Ich freue mich sehr, dass du den Weg in ein diätfreies und glückliches Leben gehen möchtest. Dabei wünsche ich dir nicht nur viel Erfolg, sondern auch eine Menge Spaß! Es ist wichtig, dass du dir die Zeit nimmst, alles in Ruhe zu lesen, um die Zusammenhänge zu verstehen und meine Erzählungen für dich und deinen Weg nutzen zu können

In diesem Buch gebe ich dir einen Leitfaden für ein Leben ohne Diäten. Ein Leben, in dem du endlich wieder normal und intuitiv essen kannst. Die ständigen und womöglich negativen Gedanken in Bezug auf das Thema Essen werden nachlassen und du wirst bewusst gesunde Entscheidungen für dich treffen können, ohne dir etwas zu verbieten oder auf etwas zu verzichten. Ganz nebenbei wirst du dein absolutes Wohlfühlgewicht erreichen, ohne dafür kämpfen zu müssen. Es geht um die intuitive Ernährung und auch darum, welchen Einfluss deine Emotionen auf dein Essverhalten haben. Du wirst lernen, all die natürlichen Signale deines Körpers wahrzunehmen und darauf zu vertrauen. Außerdem behandeln wir das Thema Selbstliebe. Du wirst lernen, dich endlich wieder pudelwohl in deinem Körper zu fühlen und deine vermeintlichen Makel zu akzeptieren. Kurz und knapp: Du wirst Diäten freiwillig hinter dir lassen und lernen, ein befreites, unbeschwertes und glückliches Leben zu führen. Wie der Buchtitel schon verrät, geht es in diesem Buch darum, endlich glücklich zu werden. Und zwar von innen heraus! Du musst nicht erst deine Hülle verändern, um innerlich glücklich zu werden. Nein. Es funktioniert sogar genau andersherum. Bist du von innen heraus glücklich und fühlst dich wohl und geborgen in deinem Körper, wirst du ganz automatisch Acht auf ihn geben. Dein Körper ist dein Zuhause. Er ist dein wertvollster Besitz. Es wird Zeit, dass du ihn als solchen erkennst.

Da ich in diesem Buch viel Persönliches von mir erzähle und du mehr Praxis als Theorie finden wirst, möchte ich mich kurz vorstellen. Ich heiße Friederike, Spitzname Fiddi, und wohne im schönen Süden Deutschlands. Mein größtes Hobby ist Instagram. Mit dem Profil @happy.fiddi habe ich täglich neuen Kontakt zu wundervollen und liebenswerten Menschen. Es macht mir unglaublich viel Spaß, die Follower in meinem Alltag mitzunehmen und sie in vielerlei Dingen inspirieren zu können. Ich würde mich selbst als einen sehr positiven und glücklichen Menschen beschreiben. Ich mag es, positive Aspekte in jeder noch so blöden Situation zu finden, und versuche, aus jedem Tag das Beste herauszuholen. Ich glaube an das Gute im Menschen und dass alles aus einem bestimmten Grund passiert. Auch wenn es im ersten Moment noch nicht so scheint. Dieser Denk- und Lebensweise bin ich Schritt für Schritt nähergekommen und habe sie mir angeeignet. Ich möchte sie nicht mehr missen. Nach meinem Abitur, welches ich in der Schweiz abgelegt habe, absolvierte ich meine erste Berufsausbildung zur Bankkauffrau. Direkt im Anschluss startete ich mit meinem Studium der internationalen Betriebswirtschaft und verdiente mir ein paar Kröten als Kellnerin dazu. In den letzten Semesterferien habe ich eine weitere Ausbildung zur Rettungshelferin gestartet und während meines letzten Studiensemesters erfolgreich gemeistert.

Du kannst hier schon erkennen: Ich bin keine Ernährungswissenschaftlerin, Ärztin und habe auch keine ähnliche berufliche Erfahrung. Ich möchte mich ganz bewusst nicht Ernährungsberaterin oder Ernährungscoach nennen– letztlich bist du der einzige Mensch, der dein Glück in der Hand hat und etwas verändern kann! Alles, was du in diesem Buch lesen wirst, sind meine eigenen, persönlichen Erfahrungen und das, was ich mir aus tiefstem Interesse durch viel Recherche selbst beigebracht habe.

Falls du nun aus irgendeinem Grund beginnst zu zweifeln, möchte ich dich beruhigen. Ich bin mir sicher, dass genau dieser Punkt dir unglaublich wertvolle Vorteile bringt. Möchtest du ein paar davon hören?

Zuerst einmal möchte ich dich nicht nur mit ein paar kleinen Einblicken heiß auf das Thema machen, damit du anschließend Beratungsstunden bei mir buchst. Ich möchte ALLES an dich weitergeben, was ich als sinnvoll empfinde, um das Ziel zu erreichen, ein wundervolles, befreites und glückliches Leben ohne Diäten zu führen. Damit liegt es am Ende nur noch an dir selbst, meine Tipps und Ratschläge auch umzusetzen. Außerdem werde ich dich nicht mit irgendwelchen komplizierten Fachausdrücken überschütten, sondern erkläre dir alles genauso einfach und verständlich, wie ich es damals gern gehabt hätte. Ein weiterer, sehr großer Vorteil für dich ist, dass ich selbst jahrelang Diäten gemacht habe, übergewichtig war und den ganzen Prozess von vorn bis hinten selbst durchlebt habe. Mit Sicherheit ist es hilfreich, Tipps von Wissenschaftlern zu bekommen, gar keine Frage. Doch die wertvollsten Tipps bekommt man doch immer von denjenigen, die genau wissen, wie du dich fühlst und was du durchmachst, oder?

Wenn du die biologischen Prozesse deines Körpers verstehen möchtest oder wissenschaftliche Statistiken dazu erwartest, wirf einen Blick ins Internet und du wirst alles finden. Doch dazu ist dieses Buch nicht da. Dieses Buch soll dir eine Hilfe sein, ein Leitfaden mit praktischen und einfachen Tipps, die du sofort umsetzen kannst.

Ich finde, das sind echt gute Vorteile. Was meinst du? Falls das alles für dich im Moment so klingt, als wäre es zu einfach, das alles in einem Buch zu finden, rate ich dir von tiefstem Herzen: Lass dich darauf ein. Sei offen, sei neugierig und schau, was dich erwartet. Ich wünsche dir ganz viel Spaß dabei!

Meine Geschichte

Mit zwölf Jahren machte ich meine erste Diät. Ich war damals völlig zufrieden mit meinem Körper und meine ganz normale, gesunde Figur gab mir keinen Grund dafür, abnehmen zu wollen. Trotzdem bekamen meine Freundinnen und ich den Diäten-Trend unwillkürlich mit und entschlossen uns dazu, dem Trend zu folgen, von dem alle sprachen. Somit entschieden wir eines Tages, für eine bestimmte Zeit vollständig auf Süßigkeiten zu verzichten.

Meine Freundinnen nahmen das Ganze nicht so ernst, naschten hin und wieder doch ein bisschen und lebten unbeschwert weiter wie bisher. Ich selbst wollte es wirklich ausprobieren, verzichtete sehr streng auf Süßigkeiten und verlor dabei in kurzer Zeit einiges an Gewicht. Je mehr ich abnahm, desto mehr Komplimente bekam ich von Freunden und Familie, was mich sehr stolz machte. Die positive Aufmerksamkeit gab mir das Gefühl, sie würden mich dafür bewundern, dass ich so wenig aß. Dieses Gefühl der Bewunderung ließ mich dranbleiben.

Ich wollte immer mehr, immer weiter abnehmen, bis ich meine Nahrungsmenge irgendwann so weit einschränkte, dass ich eines Tages nur noch drei Äpfel über den Tag verteilt aß. Ich wurde gefährlich dünn. Meine Schwester sagte mir damals in ernstem Tonfall, dass ich normal essen solle und dass das, was ich mache, gefährlich und ungesund sei. Kurze Zeit später ernährte ich mich wieder normal und die Sache war vergessen – das dachte ich zumindest. Denn dieses Erlebnis prägt bis heute mein Leben. Es war der Startschuss in ein Leben voll von Diäten, Abnehmgedanken und Selbstzweifeln.

Als ich vierzehn Jahre alt war ließen sich meine Eltern scheiden und meine Mutter zog aus beruflichen Gründen in die Schweiz. Meine Noten in der Schule wurden schlechter und ich nahm in dieser Zeit unfassbar viel an Gewicht zu. Ich fühlte mich allein und unwohl und versuchte, meine Emotionen mit Essen zu unterdrücken. Je mehr ich aß, desto dicker wurde ich und umso unwohler fühlte ich mich. Dies trieb mich dazu, immer mehr zu essen. Gefangen in einem Teufelskreis, mit dem ich stark übergewichtig wurde.

Ein halbes Jahr später zog ich zu meiner Mutter in die Schweiz. Sie unterstützte mich, wo sie nur konnte, half mir mit den Schularbeiten und kochte gesunde und ausgewogene Gerichte für uns. Doch mein Gewicht stieg trotzdem stetig weiter an. Nach der Schule schlich ich heimlich zum Supermarkt, um mir ein paar kleine Kuchen und Schokoriegel zu kaufen, die ich zügig auf dem Heimweg vernaschte, damit es meine Mutter nicht mitbekam und ich sie nicht enttäuschte. Sie gab sich so viel Mühe, mich beim Abnehmen zu unterstützen, doch ich schaffte es einfach nicht. Immer mehr zu essen fühlte sich an wie eine Sucht.

Nach vielen Monaten mit heimlichem Essen, Unwohlsein und etlichen Kilos zu viel, beschloss ich, etwas zu ändern. Ich wollte abnehmen. Ich wusste ja, wie es ging. Mit zwölf hatte ich es ja auch so einfach geschafft, indem ich einfach auf bestimmte Nahrungsmittel verzichtete. Also startete ich mit einer sehr strengen Diät von einem berühmten Personal Trainer, der mir versprach, innerhalb kürzester Zeit viele Kilos zu verlieren. Ich aß einige Tage lang fünf Mandeln zum Frühstück und Salat ohne Dressing zu Mittag. So, wie es der Plan vorgab. Und ja, es funktionierte, ich nahm ab. Doch schon nach kurzer Zeit wurde die Lust und das Verlangen nach all diesen verbotenen Lebensmitteln so unsagbar groß, dass ich die Diät hinschmeißen musste und alles aß, worauf ich die letzten Tage verzichtet hatte. Nicht nur das, ich aß mehr als je zuvor und nahm somit nicht nur die verlorenen Kilos schnell wieder zu - ich wog noch mehr als je zuvor.

Ich dachte damals, die Diät wäre einfach nicht die richtige für mich gewesen, und startete kurzerhand mit einer anderen. Doch auch diese scheiterte nach wenigen Tagen. Es folgte eine Zeit, in der ich eine Diät nach der anderen ausprobierte. Ich gab Unmengen an Geld für Programme, Shakes, Pillen, Sportutensilien, Apps und Nahrungsergänzungsmittel aus. Jedes Mal in der Hoffnung, es nun endlich zu schaffen. Stattdessen wurde ich mit jedem Mal noch etwas dicker und gab mir selbst die Schuld für mein vermeintliches Versagen. Ich redete mir ein, dass ich zu schwach und inkonsequent sei, bis sich meine Selbstzweifel schließlich zu Selbsthass entwickelten. Ich wollte mich nicht mehr im Spiegel anschauen, ich wollte mich nicht mehr mit Freunden treffen, essen oder shoppen gehen. Ich wollte einfach nur abnehmen. Ich dachte, wenn ich endlich abgenommen hätte, wäre ich der glücklichste Mensch auf Erden und all meine Probleme wären wie weggeblasen.

Es folgten viele Jahre, in denen das mein allergrößter Wunsch war. Mein Erwachsenwerden verbrachte ich damit, mir das Essen zu verbieten, viel zu krasse Sportprogramme zu absolvieren und mich selbst dafür zu hassen, es nie lang genug durchzuziehen. Zum Schluss, fast zehn Jahre (!) später, machte ich ein Diätprogramm, bei dem ich Punkte zählen musste und für das ich auch wieder sehr viel Geld ausgab. Natürlich wieder mit großer Begeisterung und in der Hoffnung, dieses Mal endlich erfolgreich und langfristig abzunehmen.

Mein Alltag war bis dahin von den vielen Diäten so sehr geprägt, dass sich meine Gedanken pausenlos ums Essen und Abnehmen drehten. Wenn ich morgens die Augen öffnete, dachte ich als Erstes darüber nach, was ich essen könnte, um möglichst viele Kalorien oder Punkte zu sparen. Die ersten Schritte gingen zur Toilette, danach schnurstracks auf die Waage. Manchmal liefen mir wegen der Anzeige auf der Waage die Tränen über die Wangen.

Egal, was ich aß, das schlechte Gewissen schien mich zu verfolgen. Egal, wie sehr ich beim Sport schwitzte, ich war immer enttäuscht von meiner Leistung. Egal, was die Waage anzeigte, es machte mich immer wütend. Egal, wie streng ich mit mir selbst auch war, ich fand mich früher oder später bei einem extremen Essanfall in der Küche wieder. Ich war traurig, ich war schlecht gelaunt, ich war verzweifelt und ich war erschöpft.

Als ich eines Abends mit meiner Freundin auf dem Sofa saß, die zu der Zeit das gleiche Programm machte wie ich, redeten wir ausnahmslos über das Essen. Wir tauschten uns über kalorienarme Desserts aus und schwärmten von all den Dingen, die wir uns momentan verboten. Und irgendwann sagte sie diesen einen Satz, der mein Leben verändern sollte: „Tja. Wir haben halt eine Essstörung." Dieser Satz fühlte sich für mich wie ein Faustschlag ins Gesicht an. Sie sagte das so lockerleicht, als wäre es völlig klar. Doch ob du es glaubst oder nicht, mir war damals nicht bewusst, dass mein Verhalten und meine Beziehung zum Essen nicht normal waren. Ich tat also so, als würde ich völlig verstehen, was sie meinte, und reagierte mit einem überspielenden Lächeln. Bis zu diesem Zeitpunkt dachte ich, eine Essstörung hätte man nur dann, wenn man unglaublich unter- oder übergewichtig ist.

Die nächsten Tage ging mir dieser eine Satz nicht mehr aus dem Kopf. Je mehr ich darüber nachdachte, desto mehr begann ich, meine Gedanken und mein Verhalten in Bezug auf das Essen zu hinterfragen:

Ist es wirklich normal, in jeder Stunde oder sogar in jeder Minute meines Tages an Essen zu denken?

Ist es wirklich normal, dass ich alles, und zwar wirklich alles, dafür geben würde, nur um endlich schlank zu sein?

Ist es wirklich normal, regelmäßig Essanfälle zu bekommen, bei denen man innerhalb weniger Minuten *mehrere tausend Kalorien zu sich nimmt?*

Ist es wirklich normal, bei jeder Mahlzeit in furchtbaren Schuldgefühlen zu ertrinken?

Ist es wirklich normal, jeden Abend auf dem Sofa von extremen Heißhungerattacken überfallen zu werden?

Ist das alles wirklich normal?

Je mehr ich darüber nachdachte, desto mehr realisierte ich, dass ich tatsächlich eine gestörte Beziehung zum Essen hatte. Ich dachte an meinen Freund, der manchmal Pizza aß und ein Bier dazu trank und sich überhaupt keine Gedanken darüber machte, ob er dadurch zunehmen könnte. Ich dachte daran, dass er manchmal einfach Nein sagte, wenn ich ihm Schokolade anbot. Und wenn ich nachfragte, sagte er einfach, er hätte keine Lust darauf. Mir wurde schnell klar, dass nicht diese Reaktion komisch oder besonders war, sondern dass er der Normale von uns war und ich diejenige, die ein Problem hatte. Mir fiel auf, dass ich noch viel mehr solcher Leute kannte, die keine Diäten machten, sondern einfach das aßen, was sie wollten und trotzdem eine ganz normale, schlanke Figur hatten.

Schlagartig wurde mir bewusst, dass ich sofort etwas ändern wollte. Ich hatte die Nase voll von Diäten, dem ständigen Rechnen und Zählen, den Schuldgefühlen und dem Verzicht. Ich hatte keine Lust mehr auf den ständigen Wechsel zwischen „auf alles verzichten" und „alles maßlos in mich hineinschaufeln". Auf einmal glaubte ich, dass es einen anderen Weg geben könnte, der mir helfen kann, ein ganz normaler und glücklicher Mensch zu werden.

Ich warf einen Blick ins Internet und suchte nach Dingen wie: „Warum funktionieren Diäten bei mir nicht?" oder: „Wie kann ich lernen, normal zu essen?" oder „Warum denke ich nur noch ans Essen?". Recht schnell stieß ich bei meiner Recherche auf etwas, das sich „intuitives Essen" nannte. Ich hatte das vorher noch nie gehört, aber alles, was ich darüber fand, hörte sich unglaublich richtig und sinnvoll an! Ich fühlte mich sofort verstanden und merkte, dass es genau das war, was ich lernen wollte: Endlich normal essen und dabei auf meinen Körper hören können. Essen, wenn ich wirklichen Hunger habe, und einfach aufhören, wenn ich angenehm satt bin, und dadurch ein normales und gesundes Gewicht erreichen. Ich bestellte mir Bücher und recherchierte weiter viel im Internet. Ich war irre aufgeregt, neugierig und offen für diesen neuen Lebensabschnitt. In der darauffolgenden Zeit beschäftigte ich mich intensiv mit dem Thema und vor allem mit mir selbst. Immer wieder hatte ich kleine Aha-Momente, die mir zeigten, dass ich damit auf dem richtigen Weg war. Ich fühlte mich endlich verstanden und befreit. Plötzlich stieg mein Selbstbewusstsein an und ich hatte das Gefühl von starker Sicherheit. Ich kann es kaum in Worte fassen, doch das trifft es ganz gut: Ich war endlich glücklich!

Ich will dir gar nichts vormachen. Das intuitive Essen zu erlernen war für mich eine wirkliche

Herausforderung. Ich merkte, wie stark mich meine Essstörung im Griff hatte und wie sehr ich an mir selbst arbeiten musste. Doch ich war bereit dazu, einen neuen Weg zu gehen und mich von meinem „alten Ich" zu verabschieden. Ich war bereit dazu, Diäten für immer hinter mir zu lassen und endlich glücklich zu werden.

Während des Lernprozesses beschäftigte ich mich mehr denn je mit mir selbst. Nicht nur mit meinem Essverhalten, auch mit dem Thema Selbstliebe. Ein Thema, das mir unglaublich dabei geholfen hat, wieder ein glücklicher und positiver Mensch zu werden. Ich habe mich mit meinen Gedanken über mich selbst und meinen Emotionen auseinandergesetzt und teilweise wirklich tief gegraben, um persönliche, stark verwurzelte Probleme zu lösen.

Und eins kann ich heute sagen: Der Weg, das Arbeiten und das Dranbleiben haben sich gelohnt. Ich würde es genau so wieder tun und wünsche mir von Herzen, dass alle Männer und Frauen, die im Diätenwahn stecken, das intuitive Essen für sich entdecken und endlich die Chance bekommen, glücklich zu werden!

Was sich zu früher verändert hat? So vieles!

Ich denke nicht mehr rund um die Uhr ans Essen, ich kann sorglos das essen, was mir schmeckt, ohne negative Gedanken oder ein schlechtes Gewissen zu haben. Ich kann spontan in Restaurants gehen und ohne zu planen etwas aussuchen, was mir gefällt. Ich bewege mich mittlerweile gern und habe einen riesigen Spaß daran, jeden Tag mit guter Musik aufzustehen und durch die Wohnung zu tanzen. Nicht nur meine

Ernährung und mein Selbstwertgefühl haben sich verändert. Im Gegensatz zu früher bewerte ich die Körper anderer Menschen nicht mehr, um mich besser oder schlechter zu fühlen. Leben und leben lassen, Spaß haben und glücklich sein. Das sind die Dinge, die heute wichtig für mich sind. Ich fühle mich nicht mehr schlecht, wenn meine Freundin schlanker ist als ich. Und wenn sie neben mir einen Salat isst, bestelle ich trotzdem meine Pizza, wenn ich Lust darauf habe, ohne mich dafür zu schämen. Ich habe mich im Großen und Ganzen zu einem positiven, lebensfrohen und entspannten Menschen entwickelt. Im Laufe des Buches wirst du noch vieles mehr über die Veränderungen lesen, welche die intuitive Ernährung bei mir ausgelöst hat.

Ich wünsche mir, dass jeder Mensch auf dieser Welt genau das auch erleben darf, was ich im Moment erlebe.

Deswegen sitze ich nun hier und schreibe dieses Buch. Ich möchte meinen Weg, meine Erfahrungen und meine Tipps mit dir teilen, die mein Leben so sehr bereichert haben. Ich werde dir erklären, warum Diäten nicht funktionieren können und welche Auswirkungen sie langfristig für dein Leben haben. Ich werde dir erzählen, was das intuitive Essen eigentlich bedeutet, und dir zeigen, wie du es lernen kannst. Für all das und sogar für den Weg zur Selbstliebe werde ich dir meine besten Tipps und Übungen an die Hand geben, die ich für mich entwickelt habe und die mir diesen Prozess erleichtert haben.

Intuitive Ernährung – Leicht erklärt

Das intuitive Essen wird immer mehr zum Thema. Immer öfter liest und hört man davon, und viele geben ihre wertvollen Tipps weiter. Das ist wunderschön und freut mich jedes Mal! Gleichzeitig habe ich manchmal das ungute Gefühl, dass aus dem intuitiven Essen eine riesige Wissenschaft gemacht wird, mit der haufenweise Geld verdient werden kann. Dabei ist das intuitive Essen überhaupt nicht kompliziert! Also mach dir keine Sorgen, dass das hier jetzt ein hochkompliziertes Buch wird oder du viel Geld bezahlen musst, um es zu lernen. Wir gehen alles Schritt für Schritt an, ganz entspannt, ohne Druck.

„Intuitives Essen" – das klingt ja schon wirklich besonders. Die wenigsten können sich vorstellen, was genau das bedeuten soll. Doch im Prinzip ist es nichts anderes als … Achtung! … NORMAL zu essen! Aber natürlich musste man dem Kind irgendeinen Namen geben. Und da, finde ich, passt „intuitiv" schon echt gut. Denn beim intuitiven Essen hört man auf seine Intuition, auf seinen Körper und darauf, was man selber braucht und möchte.

Beim normalen, also intuitiven Essverhalten gibt es keine verbotenen Lebensmittel und es gibt kein schlechtes Gewissen beim Essen. Es geht vielmehr darum, nur so viel zu essen, wie man wirklich braucht.

Und zwar immer das, wonach der Körper ruft. Dabei ernährt man sich automatisch ausgewogen und gesund.

Das Gute daran? Unser Körper kennt das intuitive Essen schon! Denn wir wurden als intuitive Esser geboren. Schau dir Kinder an. Oder besser noch: Babys. Babys schreien, wenn sie hungrig sind. Und zwar so lang, bis sie etwas bekommen. Und dann essen bzw. trinken die kleinen Wesen so viel, bis sie angenehm satt sind, hören dann einfach auf und verweigern die Nahrung. Da kann man machen, was man will, sie trinken nicht weiter. Denn ihr Körper sagt ihnen, dass sie genug haben. Und sie wissen ganz genau: Sobald sie wieder hungrig werden, schreien sie und die nächste Mahlzeit kommt! Babys würden sich niemals überfressen oder so viel essen, dass ihnen schlecht wird. Sie würden die Nahrung auch nicht freiwillig stundenlang verweigern, wenn sie Hunger verspüren. Sie essen, wenn sie hungrig sind, und hören auf, wenn sie angenehm satt sind.

Genau das ist der größte Teil des intuitiven Essens. Es geht darum, dass wir essen, wenn wir hungrig sind, und aufhören, wenn wir angenehm satt sind. Dabei essen wir das, wonach unser Körper verlangt. Und genau dieser Teil schlummert in uns. Wir müssen ihn nur wieder hervorholen. Und weil uns Erwachsenen mehr zur Verfügung steht als nur Muttermilch, müssen wir selbst herausfinden, welche Nährstoffe unserem Körper im Moment fehlen, und darauf achten, dass er alles bekommt, was er benötigt.

Vielleicht stellst du dir jetzt die folgenden Fragen:

- „Wieso kann ich das jetzt nicht mehr erkennen?"
- „Wieso kann ich nicht mehr so auf meinen Körper hören, wie ich es früher getan habe?"
- „Wieso habe ich ein schlechtes Gewissen bei allem, was ich esse?"
- „Wieso kann ich nicht aufhören zu essen, wenn ich mich angenehm satt fühle?"
- „Und wieso kann ich nicht glauben, dass ich mich automatisch ausgewogen und gesund ernähre, wenn ich meinem Körper alles gebe, wonach er verlangt?"

Wenn dir diese oder ähnliche Fragen durch den Kopf gehen, dann bist du hier genau richtig! Lies einfach weiter.

Die letzte Frage erreicht mich sehr oft, aber als Aussage formuliert. Zum Beispiel: „Ach, wenn ich mir alles erlaube und meinem Körper alles gebe, wonach er fragt, dann würde er nur nach Pizza, Burgern und Süßigkeiten verlangen." Viele möchten sogar mit dem intuitiven Essen beginnen, haben furchtbare Angst davor, dass es genau so ablaufen wird und sie gewaltig zunehmen. Doch glaub mir, so ist es nicht. Dein Körper weiß ganz genau, welche Nährstoffe und wie viele er davon braucht. Du musst nur lernen ihm wieder zuzuhören und seine Signale zu verstehen.

Der Grund, warum viele das von sich selbst behaupten und dem eigenen Körper nicht mehr vertrauen (wie auch ich früher), ist der folgende: Es ist im Moment

Trend, extrem schlank und am besten noch muskulös zu sein. Medien, Zeitschriften und Stars – sie alle bringen uns dazu, dass sich in unseren Köpfen festsetzt, dass wir dick hässlich und dünn schön finden. Deswegen wollen wir alle auf Teufel komm raus dünn sein. Wir wollen Diäten machen, wir wollen abnehmen, wir wollen weniger essen, um dünn zu sein und damit dem heutigen Ideal zu entsprechen. Wir möchten ein Teil dieser vermeintlich perfekten Gesellschaft sein, ob das gesund ist, oder nicht.

Nachdem ich lange Zeit übergewichtig war, weiß ich es sehr zu schätzen, wieder einen normalgewichtigen Körper zu haben. Es bringt unglaublich viele Vorteile mit sich, gesund, leicht und glücklich zu leben. Nur war es damals nie mein Ziel, gesund, leicht und glücklich zu leben, mit einem ganz normalen Körper, der zu mir und meinem Lebensstil passt. Es war mein Ziel, superdünn zu sein, wie die Models im Fernsehen. Außerdem wollte ich ein Sixpack, einen richtigen Knackpo und definierte Arme haben. Ich wollte so sein, wie die sportlichen Mädels bei Instagram, die sich ihre bunte Avocado-Bowl zubereiten und ausgiebig lachen, während sie essen (Ganz nebenbei: Ich finde Avocado furchtbar eklig!).

Durch solche Wünsche ist die Diätindustrie entstanden und macht einen riesigen Umsatz damit. Es wurden schon so viele Diäten erfunden und es kommen immer wieder neue auf den Markt, denen wir folgen. Alle versprechen, dass sie wirklich funktionieren, und werben mit dünnen und hübschen Menschen, die uns weißmachen wollen, dass sie mit dieser Methode kinderleicht und schnell abgenommen haben.

Schauen wir uns die Diäten mal genauer an. Jede Diät ist ein bisschen anders, aber alle haben das gleiche Ziel: weniger zu essen beziehungsweise weniger Kalorien zu sich zu nehmen.

Bei den meisten Diäten geht es darum, den Hunger zu unterdrücken, hinauszuzögern oder zu ignorieren. Auch das Sättigungsgefühl wird ignoriert. Hier ein kleines Beispiel, das beschreibt, wie es mir früher sehr oft erging:

Ich habe richtig Lust auf eine Orange. Mein Körper sagt mir also, dass er jetzt eine Orange braucht. Heute weiß ich, dass er vielleicht das Vitamin C in der Orange brauchte oder irgendwelche anderen Nährstoffe, die darin enthalten sind. Doch mein altes Diät-Ich denkt: „Hey, so eine Orange passt im Moment überhaupt nicht in meinen Diätplan, denn diese enthält zu viel Fruchtzucker. Ich esse jetzt ein Salatblatt.", mal etwas übertrieben geschildert. Und dann esse ich das Salatblatt, weil es in meinen Diätplan passt, obwohl mein Körper das im Moment gar nicht braucht. Mein Körper braucht Vitamin C, um richtig arbeiten und funktionieren zu können und um mich gesund zu halten, doch ich verweigere es ihm. Würde ich mich intuitiv ernähren und die Orange essen, nach der mein Körper fragt, wäre ich mit Sicherheit angenehm gesättigt. Das Salatblatt füllt vielleicht kurzzeitig meinen Magen, wirklich zufrieden bin ich damit aber nicht. Die Lust auf eine Orange bleibt.

Ich habe damit also ein gutes Gewissen, weil ich mich an meinen Diätplan halte. Gut sollte ich mich damit aber nicht fühlen, denn das hat nichts mit gesunder und ausgewogener Ernährung zu tun. Und schon gar nichts mit einem glücklichen und zufriedenen Leben.

Ich glaube, hier erkennst du schon: Intuitives Essen ist KEINE Diät! Es ist eine Lebenseinstellung. Leider werden die neuesten Diäten heutzutage auch nicht mehr als Diäten bezeichnet, weil dieser Begriff mittlerweile sehr negativ behaftet ist. Nach so vielen Jahren, in denen jeder schon einmal in irgendeiner Weise direkten oder indirekten Kontakt mit Diäten hatte, denkt man schnell an Verzicht, Qual und vor allem an den Jo-Jo-Effekt. Deswegen werden die neuen Diäten mittlerweile vielmehr als „Ernährungsumstellung" verkauft: „Alles ist erlaubt!" - „Super flexibel!" - „Du bestimmst alles selbst!". Das sind die Dinge, die man zu lesen bekommt. Lass dich davon nicht beirren, sondern hinterfrage diese Aussagen kritisch, bevor du ihnen Glauben schenkst. Überprüfe zunächst, ob es sich hierbei nicht wieder nur um eine typische Diät handelt.

Das zu erkennen ist eigentlich gar nicht so schwer. Diäten sind häufig mit einem Zeitplan verbunden. Es wird vorgeschrieben, wann, wie viel oder zu welchen Uhrzeiten gegessen werden darf. Häufig beinhaltet eine Diät auch einen Sportplan mit vorgegebener Dauer und Übungen. Diäten beinhalten wahnsinnig hohe Versprechen von schneller Abnahme oder einem definierten Körper in nur wenigen Wochen.

Sobald du Dinge liest, wie „Mit ganz einfacher Ernährungsumstellung 5 Kilo in 3 Wochen verlieren!", ist das ein Hinweis für dich, dass es sich auch hier um eine Diät handelt und du vorsichtig sein darfst.

Die intuitive Ernährung wirst du niemals in Verbindung mit einem Versprechen finden. Keiner wird dir jemals versichern, dass du in kurzer Zeit viel abnimmst und deine erhoffte Modelfigur erreichst. Falls du bis hierher gelesen hast und es immer noch dein einziger Wunsch ist, innerhalb kürzester Zeit etliche Kilos zu verlieren, dann muss ich dich leider enttäuschen. Diese Einstellung wird dich langfristig nicht weiterbringen und dieses Buch wird dir nicht dabei helfen. Wenn du einen normalgewichtigen, gesunden Körper haben willst, endlich Frieden mit dir und deinem Körper schließen möchtest, dich ohne Zwänge und Verbote wieder glücklich und befreit fühlen möchtest, wenn du ein Leben, gefüllt mit Leichtigkeit, Lebensfreude und Lebensqualität, führen willst, DANN bist du hier, mit diesem Buch, genau richtig!

Zusammengefasst: Es gibt beim intuitiven Essen keine Verbote, bestimmte Essenszeiten oder andere Regeln. Alles, was du tust und wofür du dich entscheidest, kommt aus deiner Intuition und bereichert dein Wohlbefinden. Es gibt aber Tipps und Tricks, das intuitive Essen zu verstehen und zu verinnerlichen. Ein Leitfaden, der dir hilft, dich selbst und deinen Körper wieder kennenzulernen.

Wenn du etwas über „intuitive Ernährung" liest oder hörst, geht es in der Regel immer um genau das gleiche. Es gibt nur sehr viele individuelle Arten, es zu lernen. Jeder von uns erklärt anders, versteht anders und lernt anders.

Als ich das intuitive Essen damals lernen wollte, hat es mir persönlich sehr geholfen, viele verschiedene Bücher über dieses Thema zu lesen. Von jedem einzelnen Autor und dessen Erfahrungen konnte ich mir etwas abschauen. Immer wieder waren wertvolle Tipps dabei, die ich für mich und in mein Leben übernehmen konnte.

In diesem Buch erzähle ich dir von meinem Weg, erkläre es auf meine Art und Weise und gebe dir dabei alle Tipps und Übungen weiter, die mir am meisten geholfen haben. Du musst nicht alles genau auf die gleiche Weise tun, wie ich es getan habe. Jeder ist anders und hat individuelle Bedürfnisse und handelt auf verschiedene Art – also sei kreativ und erfinde deinen ganz eigenen Weg. Entscheide selbst, welches Leben du führen möchtest und welche Dinge einen Platz darin finden. Ich kann dir wirklich nur ans Herz legen, alles in Ruhe nachzulesen. Nimm alles an, lasse dich darauf ein und probiere es einmal aus, bevor du sagst: „Das ist nichts für mich." Du wirst dabei unglaublich viel über dich selbst lernen und dir damit deinen individuellen Weg basteln können.

Mit meiner Geschichte und meinem Buch will ich dich inspirieren, dir Ideen schenken und dir vielleicht das ein oder andere Mal die Augen öffnen und die Weichen zu stellen für eine positive Veränderung in dir selbst. Ich wünsche mir, dass du jede Menge aus diesem Buch lernen und unzählige Dinge für dich und dein zukünftiges Leben mitnehmen kannst. Freue dich schon jetzt darauf, schon bald ein intuitiver und glücklicher Mensch zu sein. Du hältst bereits alles in Händen, was du dafür brauchst.

Übernimm Verantwortung

Im Nachhinein ist mir sehr deutlich klar geworden, dass Diäten fremdgesteuert verlaufen. Jemand anders sagt dir, was genau du tun musst, um abzunehmen und glücklich zu werden. Es gibt einen Plan, eine Anleitung und du hältst dich daran. Dadurch entsteht eine Erwartungshaltung. Du nimmst dich selbst komplett aus der Verantwortung, was natürlich überaus einfach ist. Wenn das Ganze dann nicht funktioniert (was so gut wie immer der Fall ist), ist es ein Leichtes, der Diät die Schuld zu geben. Du trägst dabei keinerlei Verantwortung für dich selbst und dein Wohlbefinden. Dabei vergisst du aber, dass eigentlich DU selbst der einzige Mensch bist, der kontrollieren und sich entscheiden kann, glücklich in seinem Körper und mit seinem Leben zu sein.

Beim intuitiven Essen bist du auf dich allein gestellt. Du entscheidest selbst, wann du was tust. Die Verantwortung für dich und dein Wohlbefinden liegt allein in deiner Hand und bei sonst keinem. Im Gegensatz zu Diäten lebst du beim intuitiven Lebensstil selbstbestimmt. Glaub mir: Es ist ein wunderbares Gefühl, sich selbst wieder Vertrauen zu schenken und zu wissen, dass man es aus eigener und innerer Kraft geschafft hat. Vielleicht klingt dies erst mal unheimlich für dich. Plötzlich trägst du so viel Verantwortung und musst gleichermaßen für die positiven, wie für die negativen Resultate geradestehen. Läuft mal etwas aus dem Ruder, anders als geplant oder geht sogar schief, kannst du die Schuld nicht mehr auf jemand anderen oder auf die Diät schieben. Nur keine Panik! Das Ganze ist positiver als du dir jetzt vorstellen kannst. Du wirst dein Selbstbewusstsein damit steigern und lernen, für deine Bedürfnisse zu kämpfen. Du wirst öfter Nein zu etwas sagen, weil du viel achtsamer über die Folgen deines Handelns nachdenkst. Deine Erfolgsmomente wirst du gleichzeitig mehr zu schätzen wissen und dir des Öfteren ganz stolz auf die eigene Schulter klopfen können.

Viele denken leider immer noch, dass „intuitiv essen" bedeutet, einfach alles in Massen essen zu können, wonach einem gerade gelüstet und sich dann wundern, warum man nicht abnimmt. Aber so einfach ist es eben nicht. Es ist und bleibt auch bei dieser Lebensweise so, dass du zunimmst beziehungsweise nicht abnimmst, wenn du mehr Kalorien zu dir nimmst, als du verbrennst. Daran wird auch die intuitive Ernährung nichts ändern. Auch hier gilt: Die Verantwortung liegt bei dir. Läuft es nicht so, wie du es dir vorgestellt hast, ist weder das intuitive Essen noch das Buch und schon gar nicht ich dafür verantwortlich. Lerne unbedingt, Verantwortung für dich zu übernehmen. Nimm meine Tipps an, probiere sie aus und nutze meine Erfahrungsberichte, um deinen eigenen Weg zu finden. Wenn du dich hieran hältst, wirst du schon bald zur besten und glücklichsten Version deiner selbst.

Diäten

Bei jeder Diät geht es darum, in irgendeiner Weise ein Kaloriendefizit aufzubauen. Denn ganz allgemein gilt Folgendes: Du nimmst ab, wenn du weniger Kalorien zu dir nimmst, als du verbrennst. Und du nimmst zu, wenn du mehr Kalorien zu dir nimmst, als du verbrennst. Das klingt im ersten Moment ganz einfach. Man muss nur weniger essen und schon nimmt man ab. Doch wieso funktioniert nicht, was hinter dieser simplen Aussage steckt? Was ist der Grund hierfür? Und wie kommst du denn nun wirklich zu deinem Wohlfühlgewicht?

All das verrate ich dir in diesem Buch – du musst nur weiterlesen!

Grund- und Leistungsumsatz

Jeder Mensch hat einen bestimmten Kalorienumsatz. Dieser besteht aus dem Grundumsatz und dem Leistungsumsatz. Um zu verstehen, warum Diäten langfristig nicht zum gewünschten Erfolg verhelfen können, solltest du zuallererst verstehen, wie dein Körper überhaupt arbeitet. Deswegen schauen wir uns das jetzt einmal genauer an.

Der **Grundumsatz** ist die Energiemenge, die dein Körper pro Tag braucht, um deine Körperfunktionen im völligen Ruhezustand aufrecht zu erhalten. Wenn du beispielsweise im Koma liegst oder auch ganz in

Ruhe in deinem Bett schlummerst, macht dein Körper nur das Nötigste, um dich am Leben zu erhalten. Er nimmt Sauerstoff auf, pumpt mithilfe deines Herzens Blut durch deinen Körper und versorgt deine Organe. Der Grundumsatz ist bei jedem Menschen individuell. Dabei spielen Faktoren, wie das Alter, das Geschlecht, das Gewicht und die Muskelmasse eine Rolle.

Der **Leistungsumsatz** ist die Energie, die dein Körper zusätzlich zum Grundumsatz für körperliche Aktivitäten benötigt. Jede einzelne Bewegung und jede einzelne Tätigkeit erhöht deinen Leistungsumsatz, beispielsweise wenn du deinen Arm anhebst. Um das zu tun, muss dein Körper die Muskulatur aktivieren, was zusätzliche Energie verbraucht. Oder du stehst auf und läufst ein paar Schritte, denkst nach, sprichst, hörst und siehst. Du setzt dich wieder hin, nimmst dir eine Banane und isst sie. Jede kleine Aktivität deines Körpers steigert deinen Leistungsumsatz.

Auch Faktoren wie Krankheiten, Klimabedingungen oder Stress beeinflussen deinen Bedarf. Je mehr der Körper also zu tun hat, desto mehr Energie muss er aufwenden. Diese benötigte Energie holt sich dein Körper aus der aufgenommenen Nahrung.

Wenn wir ganz allgemein über das Zu- und Abnehmen sprechen und dabei die Gesundheit außer Acht lassen, dann kannst du auch abnehmen, wenn du dich ausschließlich von Schokolade ernährst. Nehmen wir an, du verbrauchst am Tag insgesamt 2000 Kalorien. Wenn du den ganzen Tag nur Schokolade isst und damit insgesamt 1800 Kalorien zu dir nimmst, nimmst du auch hierdurch ab. Natürlich ist es von der Masse her um einiges weniger, als 1800 Kalorien in Form von Salat zu dir zu nehmen – dazu wäre eine Menge Salat notwendig. Du kannst also bei Einhaltung der 1800 Kalorien eine gewisse Menge an Schokolade essen und trotzdem abnehmen. Wenn du aber die Kalorienzufuhr von 2000 überschreitest und sei es auch nur durch das Essen von dem vermeintlich gesunden und kalorienarmen Salat, wirst du zunehmen.

Merke dir also, das Essen eines bestimmten Lebensmittels wird dich nicht einfach zunehmen lassen. Es kommt auf das Große und Ganze an, auf deine allgemeine Ernährung und deinen Lebensstil. Wenn du immer auf deinen Körper und seine Bedürfnisse achtest, wirst du nicht ungesund übergewichtig (es sei denn, du leidest unter einer Krankheit, durch die das Übergewicht ausgelöst wird). Dein Körper würde dir niemals signalisieren, dass er den ganzen Tag nur Schokolade haben möchte. Genauso wenig wird er dir sagen, dass er ausschließlich Salat braucht. Dein Körper benötigt verschiedene Nährstoffe und ausreichend Vitamine, um richtig arbeiten zu können. Das alles wird er dir zeigen, wenn du ihm zuhörst.

Warum Diäten langfristig nicht funktionieren

Nun kommen wir zum ersten und überaus fatalen Fehler, der immer wieder begangen wird, wenn die Menschen schnell abnehmen möchten: Sie berechnen ihre Kalorienmenge, die sie während der Diät täglich einnehmen sollen, allein anhand des Grundumsatzes, statt mit dem Gesamtumsatz! - Oh Mann! Okay, fangen wir etwas weiter vorn an. Um abzunehmen, musst du weniger Kalorien zu dir nehmen, als dein Körper verbraucht, sodass ein Kaloriendefizit entsteht. Je größer das Kaloriendefizit ist, desto schneller nimmt man anfangs ab. Braucht dein Körper mehr Energie und bekommt sie nicht durch deine Nahrungsaufnahme, dann holt er sie sich aus seinen Reserven, also aus deiner Muskel- und Fettmasse.

Beim Kalorienzählen berechnet man in der Regel seinen Grund- und Leistungsumsatz, also den Gesamtumsatz eines Tages. Davon zieht man ein paar Kalorien ab und nimmt diese, leicht unter dem Gesamtumsatz liegende Zahl als täglich einzunehmende Kalorien. Wenn man jetzt aber nur den GRUNDumsatz ohne den zusätzlichen Leistungsumsatz berechnet und davon auch noch weitere Kalorien abzieht, steht dem Körper nicht mehr genügend Energie zur Verfügung. Die Reserven gibt dein Körper jedoch nur ungern her, denn sollte es mal zu einer Hungersnot kommen, kann er dich damit länger am Leben halten und die Hungersnot überstehen. Du kannst dir sicher vorstellen, was passiert, wenn du weniger als deinen Grundumsatz zu dir nimmst: Dein Körper fährt herunter und arbeitet auf Sparflamme. Du wirst müde, schlapp und kannst dich nur schlecht konzentrieren. Dein Körper ist schlau und spart seine verfügbare Energie für lebensnotwendige Vorgänge. Das geht früher oder später sowas von schief!

Um dir das Ganze verständlich zu erklären, führe ich ein vereinfachtes Beispiel mit frei erfundenen Zahlen an. Nehmen wir einmal an, du verbrauchst während eines gewöhnlichen Tages insgesamt 2000 Kalorien. Darin enthalten sind dein Grund- sowie dein Leistungsumsatz. Wenn du also an einem Tag 2000 Kalorien zu dir nimmst, wird sich dein Gewicht nicht verändern. Du nimmst genauso viel zu dir, wie du verbrauchst. Dein Körper steckt weder überschüssige Energie in die Reserven, noch muss er zusätzliche Energie aus den Reserven verwerten. Wenn du deinem Körper am nächsten Tag nur noch 1800 Kalorien zuführst, nimmst du ab, denn die restlichen 200 Kalorien holt sich der Körper aus seinen Wasser-, Muskel- oder Fettreserven. Wenn du an einem anderen Tag 2200 Kalorien aufnimmst, nimmst du zu. Die überschüssigen 200 Kalorien braucht der Körper im Moment nicht und schiebt sie zur Seite.

In diesem Beispiel hast du also an einem Tag 200 Kalorien weniger gegessen, am anderen Tag 200 Kalorien mehr. Insgesamt hast du also weder ab- noch zugenommen. Im Schnitt gerechnet, hast du pro Tag 2000 Kalorien zu dir genommen und verbraucht.

Angenommen du verbrennst tatsächlich genau 2000 Kalorien pro Tag, würdest einmal die Woche 1800 Kalorien zu dir nehmen und an den restlichen Tagen 2000 Kalorien, dann würdest du auf Dauer abnehmen.

Es ist aber so, dass sich keine Diät mit dem Versprechen verkaufen lässt, dass du über mehrere Monate oder Jahre hinweg ganz langsam und gesund abnimmst. Nein. Wir Menschen wollen schnelle Erfolge sehen! Wenn wir schon auf unseren geliebten Schokokuchen verzichten müssen, dann soll aber auch schleunigst ein Resultat zu sehen sein! Deswegen hörst du in der Werbung für Diäten immer Aussagen, wie: „Sixpack in 30 Tagen bekommen!" oder: „10 Kilo in einem Monat verlieren!", und noch lustiger ist die typische Aussage: „Es funktioniert WIRKLICH!".

Denk mal ganz logisch darüber nach: Wenn es DIE EINE Diät geben würde, die WIRKLICH funktioniert, dann wären wir alle längst schlank und die Diätindustrie am Ende. Dabei wird sie immer reicher, wir immer ärmer und zusätzlich noch dicker. Verrückt, oder? Es hat Jahre gedauert, bis ich das erkannt und verinnerlicht habe. Dabei ist es doch klar, dass Diäten nicht funktionieren, wenn man überlegt, dass die Diätindustrie schon mehrere hundert Jahre existiert und seither immer wieder neue „Super-Diäten" erfindet.

Wir sitzen also alle verzweifelt zuhause und geben uns selbst die Schuld dafür, dass wir es nicht durchziehen können und einfach nicht abnehmen. Keiner aber hinterfragt den Diätenkreislauf. Vielleicht KANN es auf diese Weise einfach nicht funktionieren. Vielleicht liegt es nicht an uns, sondern schlichtweg an der Diät!

Egal ob mit Shakes, Ernährungsplänen oder irgendwelchen Pillen - bei allen Diäten geht es um das gleiche – man soll möglichst wenig Kalorien zu sich nehmen.

Bei Crash-Diäten geht man sogar in ein EXTREMES Kaloriendefizit. Dort werden nicht wie in meinem Beispiel 1800 statt 2000 Kalorien veranschlagt, sondern beispielsweise nur 1000 statt 2000 Kalorien. Wenn du dazu noch Sport treibst, wird das Defizit noch extremer. Ich kann mich an eine Diät erinnern, bei der ich sogar nur 800 (!) Kalorien pro Tag zu mir nehmen durfte. Ich war ein reines Nervenbündel – fast schon eine Furie!

Aber ja, es wird funktionieren! Du wirst mit solchen Diäten Gewicht verlieren. Denn dein Körper geht an die Reserven. In den ersten Tagen purzeln meist schnell einige Kilos. Das ist das Wasser, welches dein Körper ausscheidet. Du verlierst dabei kaum Fett. Hat dein Körper das Wasser einmal ausgeschieden, geht er an die Muskeln. Auch hier verlierst du Gewicht, aber leider auch kein Fett, sondern Muskelmasse, die so wertvoll für deinen Stoffwechsel ist. Bis du also wirklich Fett verlierst und der Körper seine Reserven aus den Fettpölsterchen nimmt, muss schon einiges passieren. das ist klar, versetze dich mal in seine Lage. Dazu ein Beispiel: Stell dir vor, du lebst dein Leben wie immer und alles wäre gut. Plötzlich entscheidet jemand, dass du von heute auf morgen kein Geld mehr bekommst; nicht einen Cent. Du musst also plötzlich mit den Dingen auskommen, die du bereits im Haus hast. Wie lang diese Katastrophe anhalten wird, sagt dir keiner. Du beginnst also zu planen und überlegst, welche Gegenstände du verkaufen könntest und welche Dinge dir am meisten Sicherheit geben. Diese bewahrst du sicher für den Notfall auf. Du verkaufst erst einmal all die Dinge, die du nicht wirklich zum Überleben brauchst und die du sowieso demnächst wegschmeißen wolltest. Erst wenn die Not am größten ist und du ganz dringend Geld zum Überleben benötigst, gehst du an deinen wertvollsten Besitz.

Genauso macht es dein Körper auch. Sobald er merkt, dass plötzlich nicht mehr genügend Nahrung kommt, überlegt er sich genau, welche Reserven er zum Überleben braucht und welche er einfach rausschmeißen kann, ohne dass du darunter leidest. Also verschwindet erst das Wasser, dann die Muskelmasse und zum Schluss erst das Fett. Denn dieses bietet ihm langfristig die meiste Sicherheit. Bis er an die Fettreserven geht, bist du aber wahrscheinlich schon so erschöpft, dass du die Diät bereits abgebrochen hast. Fazit: Du hast dich selbst gequält und deinem Körper eine Hungersnot vorgespielt, nur um Wasser und Muskeln zu verlieren. Fett verloren hast du dadurch nicht.

Und genau das ist der Punkt!

Mit so einer krassen Crash-Diät versetzt du deinen Körper in eine HUGERSNOT! Dein Körper denkt, es gibt keine Nahrung mehr, und er leidet. Er denkt sparsam mit seinen Reserven umgehen zu müssen, um die Not zu überstehen. Schließlich weiß er nichts von dem Supermarkt oder der Imbissbude um die nächste Ecke. Außerdem geht er nicht davon aus, dass du ihm freiwillig die Nahrung verweigerst, nur weil das gerade ein Trend ist.

Dein Körper ist sehr schlau und will, dass du überlebst! Er fährt also alles herunter. Auch deinen Stoffwechsel. Die Folge: Du wirst müde. Von

Gereiztheit und schlechter Laune wollen wir erst gar nicht anfangen.

Vielleicht hältst du die Diät einige Tage, Wochen oder sogar Monate durch. Dein Körper ist stark und teilweise erstaunlich zäh, er kann viel aushalten. Doch bekommt er über längere Zeit nicht die Nährstoffe, die er braucht, um dich gesund am Leben zu erhalten, wird er nach Nahrung verlangen, verzweifelt nach Hilfe schreien und kämpfen! Das ist der Moment, in dem du scheinbar nur noch an das leckere Brot, die Schokolade, die Pizza und an alle möglichen anderen Leckereien denken kannst. Es spielt alles völlig verrückt und du hast deine Emotionen nicht mehr im Griff.

Durch diesen Nährstoffmangel entstehen Heißhunger und Fressattacken. Das ist nichts Verwerfliches und du bist deswegen alles andere als schwach. Dein Körper will dich retten – er will, dass du überlebst!

Mittlerweile gibt es unheimlich viele verschiedene Diäten auf dem Markt. Warum? Weil allein durch das Zählen von Kalorien kein Geld verdient werden kann. Na gut, es gibt mittlerweile verschiedene kostenpflichtige Apps, in die du die Zahlen eintragen und speichern kannst. Doch da hört es in der Regel schon auf.

Aus diesem Grund werden immer wieder neue Diäten erfunden, die als besser und einfacher angepriesen werden und für die man eine Menge Geld ausgeben kann. Zum Beispiel kannst du ein ganzes Programm in einer App, Bücher und andere spezialisierte Produkte kaufen. Dabei darfst du den monatlichen Mitgliedsbeitrag nicht vergessen. Du zahlst dafür, weil du die

Hoffnung hast, es damit endlich zu schaffen abzunehmen und glücklich zu werden. Ja, mit der Unzufriedenheit und der Angst der Menschen kann man eine Menge Geld verdienen. Man muss ihnen nur weismachen, dass sie ein großes Problem haben und das eigene Produkt als perfekte Lösung anbieten. So einfach ist das. Und vor allem so gemein.

In allen Diäten gibt es eine Sache, die immer im Vordergrund steht: **Verzicht**. Bei manchen Diäten werden von Anfang an bestimmte Lebensmittel oder Nährstoffe verboten, zum Beispiel bei der Low-Carb-Diät. Hier verzichtest du weitestgehend oder sogar vollständig auf Kohlenhydrate. Andere Diäten versprechen dir, auf überhaupt nichts verzichten zu müssen und alles essen zu dürfen. Hier entsteht der Verzicht, indem bestimmte Lebensmittel als schlecht deklariert werden. Zum Beispiel durch eine höhere Anzahl von Punkten, was dazu führt, dass sie nur noch in ganz geringen Mengen zu sich genommen werden können oder dadurch, dass sie nur an bestimmten Tagen oder zu bestimmten Uhrzeiten erlaubt sind.

Geh gern mal alle Diäten durch, die du kennst oder sogar schon ausprobiert hast. Ist es bei einer einzigen davon wirklich so, dass du alles essen darfst, ohne dafür an einer anderen Stelle sparen zu müssen und ohne dabei negative Gefühle zu entwickeln? Ich kenne keine.

Im Grunde ist es aber logisch. Es wäre zu einfach, wenn du von allem so viel essen könntest, wie du willst, und dabei noch abnehmen würdest. Keine einzige Diät wird je etwas an diesem Fakt ändern können.

In allen Diäten spürst du also eine Art von Verzicht und Einschränkung. Du achtest dabei nicht auf deinen Körper und seine Bedürfnisse, sondern hältst dich an den vorgegebenen Diätplan. Du versuchst nicht, deinem Körper so viel zu geben, wie er wirklich braucht. Im Gegenteil, du schränkst deine Nahrungsmenge einfach ein, ohne genauer darüber nachzudenken, ob das eventuell deiner Gesundheit schaden könnte.

Außerdem entsteht durch den Verzicht auf bestimmte, meist wichtige Lebensmittel ein Nährstoffmangel. Machst du beispielsweise eine Low-Fat-Diät und verzichtest auf fetthaltige Lebensmittel, entsteht ein Mangel an essenziellen Fettsäuren. Da dein Körper diese dringend benötigt, zeigt er dir durch Heißhunger, dass ihm etwas fehlt. Je länger du diese Signale ignorierst, desto stärker werden die Gelüste und desto heftiger die anschließenden Essanfälle, bei denen der Körper sich alles holt, was ihm verwehrt wurde, er aber braucht. Meist holt er sich dann noch viel mehr.

Mal ganz ehrlich: Denkst du, damit kannst du langfristig glücklich werden? Glaubst du wirklich, du könntest mit Diäten frei und unbeschwert leben? Und gleichzeitig den Kopf für die schönen Dinge der Welt frei haben? Ich bezweifle das sehr stark. Vor allem, weil ich es selbst jahrelang erfolglos versucht habe.

Beim intuitiven Essen willst du mit dem Körper zusammenarbeiten. Und nicht gegen ihn!

Du isst nur so viel, wie dein Körper braucht und verlangt. Vielleicht denkst du: „Na toll, dann wird er mit

Sicherheit nach viel mehr fragen, als er verbrennt, steckt es dann in seine Fettreserven und ich nehme zu. Deswegen muss ich selbst kontrollieren, wie viel ich ihm gebe!" Fehlanzeige! Wenn du deinem Körper über längere Zeit regelmäßig das gibst, wonach er fragt, braucht er gar keine Sorge mehr zu haben, dass die nächste Hungersnot jederzeit los gehen könnte und er sich für diesen Fall Reserven anlegen muss. Wenn dein Körper sicher sein kann, dass du immer etwas für ihn bereithältst und er es bekommt, sobald er danach fragt, gibt es überhaupt keinen Grund mehr zur Sorge für ihn. Er wird automatisch nur noch nach gerade so viel verlangen, wie er benötigt. Hast du dich an einem Tag viel bewegt, steigt dein Leistungsumsatz - dein Körper braucht mehr Energie, er fragt dich danach und du gibst sie ihm. Genauso andersherum: Wenn du dich einen Tag lang sehr wenig bewegt hast, braucht der Körper weniger Energie und fragt auch nach weniger. Wenn er noch sehr viele Fettreserven hat, wenn du also im Moment über deinem Wohlfühlgewicht liegst, und wenn er weiß, dass er sie nicht brauchen wird, weil er keine Hungersnot erwarten muss, wird er sich auch dort mal etwas holen, wenn er es braucht. Die Muskeln will er dann lieber behalten, um deinen Stoffwechsel auf Trab zu halten. Verstehst du, was ich meine? Wenn du mit deinem Körper zusammenarbeitest und immer mit ihm in Verbindung stehst, dann pendelt sich alles ganz von allein ein. Du hast weniger Stress, bessere Laune, keine Heißhungerattacken mehr, du kannst dich auf andere Dinge konzentrieren, besser schlafen und hast viel mehr Energie. Ist das nicht schön? Und dabei ist es so einfach und natürlich.

Ich möchte dir aber noch einen kleinen Denkanstoß mitgeben. Immer wieder erinnere ich mich an die Zeit zurück, in der ich mich und meinen Körper so sehr gequält habe. Ich habe strenge, harte Diäten gemacht, viel zu krassen Sport und habe meinen Körper dann auch noch beleidigt, weil er scheinbar nicht gut genug war. Doch nicht nur das: Während dieser ganzen Zeit hatte ich Krankheiten, Liebeskummer, Stress, Verletzungen und so vieles mehr, was meinen Körper zusätzlich belastet hat. Anstatt auch mal dankbar zu sein und meinem Körper etwas Gutes zu tun, habe ich an ihm gezwickt und gekniffen, ihm gesagt, wie hässlich und ungenügend er ist und dass ich ihn am liebsten umtauschen würde. Und trotzdem ist er immer noch für mich da und arbeitet so gut er kann für mich weiter. Er tut alles dafür, dass ich gesund und fit bin. Und was soll ich sagen: Er hat's echt drauf!

Mittlerweile bin ich dafür so unglaublich dankbar und weiß seine harte Arbeit sehr zu schätzen. Fang auch du jetzt damit an, deinen Körper wertzuschätzen, und erkenne, was er täglich für dich leistet. Er arbeitet nicht gegen dich! Er ist auf deiner Seite und will mit dir gemeinsam an deiner Gesundheit arbeiten! Er ist bereit dazu. Also sei du es auch!

Mach dir keine Sorgen. Das Thema mit der Selbstliebe war auch für mich eines der schwersten. Ein großer Teil wird sich schon allein durch das intuitive Essen ins Positive wandeln, du wirst sehen. Das Thema

Selbstliebe bekommt aber trotzdem in diesem Buch ein ganz eigenes und ausführliches Kapitel. Dazu aber später mehr.

Warum du Diäten überhaupt gemacht hast

In einer Welt mit acht Milliarden Menschen möchte jeder einzelne von uns irgendwo dazugehören. Zu einer Gruppe, die uns akzeptiert und respektiert und in der wir so sein dürfen, wie wir uns wohl fühlen. Gleichzeitig möchten wir in einer Welt mit acht Milliarden Menschen jemand Besonderes sein, der nicht so ist, wie all die anderen. Wir möchten dazugehören und gleichzeitig herausstechen, besser sein und das auch zeigen. Mit all den Dingen, die wir kaufen, die wir tragen und mit der Art, wie wir aussehen, wollen wir ausdrücken, wer wir sind und zu welcher Gruppe wir gehören.

Immer wieder entstehen neue Trends. Etwas, das ein Mensch anfängt, um sich abzuheben und sich zu präsentieren und bei dem die anderen nachziehen, um auch ein Teil davon zu sein. Trägt zum Beispiel ein weltberühmter und hoch angesehener Rapper seine Mütze falsch herum, machen es zwei Wochen später alle Jugendlichen genauso, die ihn bewundern. Sie sehen ein Vorbild darin und möchten diesem damit ein Stück näher sein.

In Deutschland gibt es beispielsweise den Trend, schön gebräunte Haut zu haben. Sobald das Wetter schön wird, legen wir uns knapp bekleidet in die Sonne, um möglichst schnell möglichst viel Farbe zu bekommen. Wenn die Kollegin nach ihrem Urlaub gebräunt zur Arbeit kommt, hagelt es Komplimente. Dieser Trend existiert schon so lange, dass sich die wenigsten Gedanken darüber machen, woher dieser eigentlich kommt und warum wir ihm nacheifern.

Dabei ist die Erklärung ganz leicht: In Deutschland scheint nicht so häufig die Sonne wie in südlichen Ländern. Sehen wir in Deutschland also eine Person, die braun gebrannt ist, gehen wir davon aus, dass die Person das Geld und die Möglichkeit hat, mehrmals im Jahr in den Süden zu verreisen. Außerdem müssen wir in Deutschland relativ viel arbeiten und bekommen von der Mittagssonne nicht unbedingt viel ab, weil wir häufig drinnen sitzen. Braun sein bedeutet also auch, dass die Person die Zeit hat, sich zu sonnen und zu entspannen. Das schön gebräunt sein drückt damit Wohlstand aus. Wir nutzen also jede Gelegenheit, uns zu sonnen, benutzen vielleicht sogar Selbstbräuner oder gehen ins Solarium, um diesem Ideal zu entsprechen.

In China ist das genau andersherum. Helle Haut gilt dort als nobel und schön, während dunkle, gebräunte Haut nur mit Arbeitern und Bauern in Verbindung gebracht wird, die täglich im Freien bei starker Sonne arbeiten müssen. Die helle, nahezu weiße Haut gilt in China deswegen als Statussymbol. Letztens habe ich eine Reportage darüber im Fernsehen gesehen, in der es darum ging, was und wie viel die Chinesen dafür tun, um helle Haut zu haben. Es gibt nicht nur verschiedene Kosmetikmethoden und Cremes, um die Haut aufzuhellen, die Leute versuchen zusätzlich, sich weitestgehend vor der Sonne zu schützen, um dem Schönheitsideal ein Stück näher zu kommen. Dazu tragen sie in ihrer Freizeit einen sogenannten „Facekini" (unbedingt mal googeln). Damit sieht man aus, wie ein Einbrecher mit Stil, weil die Masken, die das ganze Gesicht bedecken, so schön bunt sind.

Ja, jede Kultur hat ihre eigenen Ideale und manchmal wird alles in der Macht Stehende dafür getan, diese zu erreichen. Bei den gesellschaftlichen Idealen geht es meist darum, anders oder besser zu sein als die anderen. Man möchte das erreichen und ausdrücken, was schwer zu erreichen ist und wonach viele streben, um Aufmerksamkeit und Bewunderung zu ernten.

Was hat es nun mit dem Trend schlank zu sein auf sich? Wir leben heutzutage in einer Konsumgesellschaft. An jeder Ecke finden wir süße Leckereien und feine Spezialitäten. Himmlische Verführungen begleiten unseren Alltag. Wie gerade schon erwähnt, wollen wir immer das, was schwierig zu erreichen ist: Wir wollen den Leckereien widerstehen. Sind wir schlank, bedeutet das, dass wir wahnsinnig willensstark sind und den ganzen überaus schmackhaften Leckereien ohne Probleme aus dem Weg gehen können.

Noch eindrücklicher ist es, wenn wir uns an die Vergangenheit zurückerinnern. Damals, als es das Essen noch nicht an jeder Ecke gab und nur die Reichen genug und vor allem das Gute zu essen bekamen, war es wunderschön, mollig oder dick zu sein. Damals bedeutete es, dass der dicke Mensch so wohlhabend ist, dass er sich viel und gutes Essen leisten kann. Deswegen ist dick sein zum Ideal geworden, welches die Menschen unglaublich schön und sexy fanden.

Als mir das alles so nach und nach bewusst wurde, war ich total schockiert, wie blöd solche Ideale eigentlich sind. Ich leide schon mehrere Jahre unter einer Sonnenallergie. Sobald ich mich eine Zeit lang in der Sonne aufhalte, bekomme ich einen furchtbar schmerzenden Hautausschlag. Jahrelang fand ich es unglaublich schade, nicht so braun werden zu können, wie es meine Freundinnen waren. Also lag ich häufig trotz schmerzendem Ausschlag am ganzen Körper in der prallen Sonne und nahm abends Medikamente, damit die Schmerzen nachließen. Und all das nur, weil ich so aussehen wollte, als hätte ich so viel Geld, um verreisen zu können, und so viel Zeit, um mich in der Sonne zu entspannen? Das ist mir ab dem Zeitpunkt sowas von egal geworden. Ich dachte mir: „Von mir aus dürfen alle wissen, dass ich eine Studentin bin, die zu wenig Geld hat, um verreisen zu können. Sie dürfen von mir aus auch wissen, dass ich eine Sonnenallergie habe und auf meinen Körper Acht gebe, anstatt meine Gesundheit für dieses Ideal aufs Spiel zu setzen."

Versteh mich bitte nicht falsch! Ich finde braun sein immer noch schön und ich finde es auch in Ordnung, wenn sich jemand in die Sonne legt, um die Haut zu bräunen, solange es demjenigen damit gut geht und seine Gesundheit nicht in Gefahr ist. Für mich war es furchtbar. Ich habe beschlossen, dass ich mich nicht mehr quälen möchte, um irgendeinem Ideal näher zu sein, das mal irgendwie entstanden ist. Ich möchte mich gut fühlen, glücklich sein, im Schatten sitzen und genüsslich meinen Cocktail schlürfen. Ich wette, damit sehe ich viel besser aus als mit hart verdienter dunklerer Haut. Wahrscheinlich hätte ich dazu noch ein ganz aufgequollenes Gesicht bekommen, weil ich vor Schmerzen geheult hätte. Das ist doch wirklich nicht schön. Okay, ich schweife ab. Entschuldige. Was ich eigentlich sagen möchte: Egal, welches Ideal du erreichen möchtest, hinterfrage es! Mache dir bewusst, ob es dir das, was du dafür leisten musst, wert ist und welche Vorteile du wirklich davon hast. Triff bewusste Entscheidungen für dich und dein Wohlbefinden und tu das, was du für richtig hältst.

Genauso war es bei mir dann übrigens auch mit dem Abnehmen. Irgendwann habe ich beschlossen, dass ich diesem Ideal nicht mehr auf Teufel komm raus nacheifern möchte. Viel lieber sollen die Leute doch wissen, dass ich gern Pizza esse und hin und wieder den ganzen Tag faul auf der Couch liege. Das bin ich und ich fühle mich pudelwohl damit. Mir geht es mit dieser Einstellung so viel besser! Natürlich ging dieser Wandel in meinem Denken nicht von heute auf morgen. Wenn du das auch erreichen möchtest, dann musst du dir das immer wieder bewusst machen und es dir immer wieder selbst erzählen, bis es wirklich in dir verankert ist und du selbst wirklich überzeugt davon bist.

Diätgedanken

Um das intuitive Essen zu lernen und vor allem zu verinnerlichen, ist es wichtig, dass du alles, was du je durch Diäten gelernt hast, wieder loslässt. All diese Glaubenssätze, die dich vielleicht sogar über Jahre hinweg begleitet haben, müssen gelöscht werden. Da wäre zum Beispiel der Glaubenssatz: „Kohlenhydrate machen dick!" So ein Quatsch! Kohlenhydrate sind wundervolle Energielieferanten für deinen Körper. Lösche diesen Gedanken! Oder dieser Glaubenssatz: „Essen nach 18 Uhr macht dick!" Auch das ist Quatsch! Schon mal von Lebensmittel gehört, die die Uhr lesen können? Auch diesen Gedanken kannst du für immer streichen!

Diätgedanken sind manchmal richtig tief verankert, weil du sie dir Tag für Tag ins Hirn geprügelt und irgendwann wirklich daran geglaubt hast. Es kann sein, dass sie immer wieder wie aus dem Nichts auftauchen, selbst nach langer Zeit. Deswegen ist es so wichtig, dass du diese alten Glaubenssätze und unsinnigen Gedanken als solche erkennst und sie dann vernichtest. Ich habe da eine tolle Vorstellung entwickelt. Vielleicht wäre das auch etwas für dich: Wenn sich mal wieder so ein Satz in meine Gedanken verirrt, nehme ich ihn wahr, mache mir bewusst, dass er in meinem neuen Leben nichts mehr zu suchen hat, packe ihn in eine imaginäre Seifenblase und puste ihn fort. Ich kann dabei zusehen, wie der Satz, umhüllt von der wunderschönen Seifenblase, davon fliegt und sich immer weiter von mir entfernt, bis ich ihn kaum noch lesen kann. Irgendwann stößt die Blase gegen etwas und zerplatzt in viele kleine und zauberhafte Wassertröpfchen. Je öfter ich mir dieses Szenario vorstellte, desto realer wurde es mit der Zeit, und ich habe dadurch gelernt, den Satz und den Glauben daran ziehen zu lassen. Wenn du meinst, das klingt irgendwie gut, dann probiere es immer wieder aus. Du musst das ja keinem erzählen oder dich lautstark von deiner Seifenblase verabschieden. Mache es ganz für dich allein, nur in deinen Gedanken.

Die Diätgedanken los zu werden ist so unglaublich wichtig, um wieder eine normale Beziehung zum Essen aufzubauen. Solange du dir immer wieder einredest, dass Kohlenhydrate dich dick machen und schlecht für dich sind, wirst du sie nicht ohne negative Gedanken zu dir nehmen können. Wahrscheinlich wirst du hin und wieder doch darauf verzichten, damit dich das schlechte Gewissen nicht quält, auch wenn dein Körper diese Nährstoffe im Moment braucht. Du wirst deinem Körper und seinen Bedürfnissen also nicht zu 100 Prozent vertrauen können. Und genau darum geht es doch: Vertraue darauf, dass dein Körper ganz genau weiß, was er braucht. Wenn er im Moment keine Kohlenhydrate benötigt, wird er es dir schon sagen. Entspann dich und vertraue diesem Weg.

Lasse also alle Weisheiten und ehemaligen Regeln los und befreie dich davon. Fang bei null an, ohne Vorurteile. Sich von diesen Gedanken zu verabschieden braucht Zeit, gar keine Frage. Und wenn du über einen langen Zeitraum der festen Überzeugung der Richtigkeit dieser Gedanken nachgehangen hast, kannst du nicht von heute auf morgen Abstand davon nehmen. Manche Dinge kannst du schnell loslassen, bei anderen erfordert es etwas mehr Geduld. Nimm dir die Zeit, die du brauchst. Das intuitive Essen hat keinen Zeitplan. Keiner kann dir sagen, wie lang es dauern wird, es zu erlernen. Es ist ein Prozess, der dich dein Leben lang begleiten wird. Du wirst dauernd Neues über dich erfahren. Dein Geschmack und deine Einstellung werden sich fortlaufend weiter entwickeln und du wirst dich immer wieder intensiv mit dir selbst beschäftigen. Das macht so viel Spaß und beschert eine Menge Lebensfreude und Energie. Natürlich wird es auch stets schwierige Zeiten geben, in denen dein Alltag dich fordert und du viel leisten musst. Stressige Zeiten können sich oftmals negativ auf dein Essverhalten auswirken. Auch ich merke heute noch, dass mein Körper und seine Bedürfnisse in wirklich stressigen Zeiten etwas leiden. Manchmal überhöre ich seine Signale, was mich dann ganz durcheinanderbringt. Aber das ist okay. Denn wenn du das intuitive Essen einmal verinnerlicht hast, bedeutet das gleichzeitig, dass du deinen Körper sehr gut kennst. Er wird dir auch nach solchen Phasen deutlich sagen, was er braucht, und du kannst es ihm nachträglich immer noch geben. Solange du nur kontinuierlich zu deinem Weg zurückfindest, wird dir nichts passieren. Es ist wichtig, dass du dich selbst regelmäßig fragst, wie es dir geht und was dich im Moment beschäftigt. Du selbst sollst der wichtigste Mensch in deinem Leben sein. Hab Vertrauen! Entspann dich und nimm den Druck aus der Sache. Sei offen für das, was dich in nächster Zeit erwarten wird. Es geht beim intuitiven Essen niemals um Perfektion. Eine perfekte Ernährung gibt es nicht. Es geht darum, dass du dich wohlfühlst, dass du glücklich bist und dass du lernst, gesunde Entscheidungen für dich zu treffen.

Such dir neue Ziele

Ich habe es zwar schon erwähnt, aber es ist einfach zu wichtig, um es nicht als eigenes kleines Kapitel aufzunehmen. Abnehmen ist beim intuitiven Essen nicht das oberste Ziel! Sei dir dessen unbedingt bewusst.

Wenn du ständig den inneren Wunsch hast abzunehmen und Kalorien einzusparen, dann wirst du das intuitive Essen nie richtig lernen können. Du wirst immer einen kritischen Blick darauf werfen, wie viel und was du gegessen hast und ob das jetzt dazu führt, dass du endlich abnimmst. Hat dein Körper an einem Tag nach mehr Dingen verlangt als am Vortag, machst du dich gleich verrückt und hast Sorge, wieder zuzunehmen. Wir kennen doch alle dieses olle Diätverhalten. Das hat hier nichts mehr zu suchen! Nur, wenn du diese Denkweise ablegen kannst, wirst du wirklichen Frieden mit allen Lebensmitteln schließen und deinem Körper endlich wieder unbeschwert vertrauen können. Und dann, aber auch nur dann, wirst du allmählich dein persönliches Wohlfühlgewicht erreichen. Ein

Gewicht, mit dem du dich rundum unbeschwert fühlst, egal wie die Zahl auf der Waage lautet. Du kreierst dir jetzt ein Leben, das für dich perfekt ist, indem du glücklich und frei von allen Zwängen bist. Dadurch wirst du dich automatisch wohl in deinem Körper fühlen. Glaube mir.

Ab sofort ist dein oberstes Ziel, glücklich und befreit zu leben. Du möchtest dich in deinem Körper und mit deinem Leben gut fühlen und endlich wieder mit einem ungezwungenen Lächeln durch den Tag gehen. Dein Gewicht ist zweitrangig. Mache dir das immer wieder bewusst und halte dir dein Ziel vor Augen.

Sobald Abnehmgedanken in dir aufkeimen, schieb dem sofort einen Riegel vor. Erinnere dich daran, dass du das nicht mehr willst und es jetzt nur darum geht, endlich glücklich und zufrieden zu werden. Du kannst dafür natürlich gerne die imaginäre Seifenblase zu Hilfe nehmen – mir hat sie immer geholfen.

Hinterfrage alte Glaubenssätze

Wo wir schon dabei sind, bestimmte Sätze mittels Seifenblasen fortzuschicken, möchte ich das Thema Glaubenssätze genauer angehen. Glaubenssätze sind Aussagen, von denen du felsenfest überzeugt bist, positiv als auch negativ. Bei Diäten und dem dazugehörigen Lebensstil werden unzählig viele Glaubenssätze aufgestellt, die du dir teilweise zu eigen machen musst, um die Diät durchziehen zu können. Es sind Glaubenssätze über die Ernährung im

Allgemeinen, über konkrete Lebensmittel oder auch über dich selbst oder deinen Körper. Manche Aussagen, die du immer und immer wieder über dich selbst getroffen hast, haben sich irgendwann in deinem Denken festgebrannt und damit wurden sie für dich zur Realität.

Manche dieser Glaubenssätze hast du irgendwo gelesen oder gehört und sie schienen dir zu diesem Zeitpunkt wahr und sinnvoll zu sein. Andere Glaubenssätze sind allein durch dich, in deinem Kopf entstanden. Du selbst hast sie erfunden, an ihnen festgehalten und sie so zur Realität wachsen lassen. Zum Beispiel: Stell dir vor, du vergleichst eines Tages deinen Daumen mit dem deiner zierlichen Freundin. Dabei empfindest du deinen Daumen plötzlich als überdimensional groß. Auch, wenn er dir vorher nie wirklich auffiel und du ihn für normal gehalten hast. Von da an schaust du dir Tag für Tag deinen Daumen genauer an und fragst dich, ob er nicht wirklich etwas zu groß ist. Wenn du dieses Gedankenspiel eine Zeit lang treibst, kommst du irgendwann an den Punkt, an dem du sagst: „Mein Daumen ist zu dick! Er ist hässlich!" Und das denkst du jetzt jedes Mal, wenn du deinen Daumen betrachtest. Auch wenn du einen ganz wundervollen Daumen hast, an dem überhaupt nichts auszusetzen ist, kann dich keiner mehr vom Gegenteil überzeugen. Teilweise sind diese Glaubenssätze also richtig tief verankert.

Neben dem Fakt, dass es echt doof ist, in dem Irrglauben zu leben, einen ungenügenden Daumen zu haben, bleibt es meist nicht nur bei einem Glaubenssatz dieser Art.

Bei mir waren das zum Beispiel Aussagen, wie: „Meine Oberschenkel sind viel zu dick!" oder: „Wenn ich einen Schoko-Bon nasche, muss ich sofort die ganze Packung aufessen!". Genauso gehörten die bereits genannten, typischen Glaubenssätze bei mir dazu: „Kohlenhydrate machen dick!", „Essen nach 18 Uhr macht dick!", „Zucker macht dick!" und so weiter.

Mich wundert es heute nicht, dass ich damals so oft schlecht gelaunt und zickig war. Alles, was ich aß, war mit negativen Emotionen behaftet. Und jedes Mal, wenn ich mich im Spiegel ansah, erkannte ich nur all die scheinbar so furchtbaren Dinge an meinem Körper. Ich fühlte mich in meinem Leben und in meinem Körper einfach nicht mehr wohl.

Wir sind jetzt hier, damit du Frieden mit deinem Körper schließen kannst und endlich wieder glücklich wirst. Dazu musst du all die negativen und insbesondere all die falschen Glaubenssätze los werden. Ich gebe dir auch hierfür wieder meine wertvollsten Tipps, die ich neben der imaginären Seifenblase als sehr sinnvoll und hilfreich betrachte.

Erkenne den Glaubenssatz und hinterfrage ihn

Vor allem in der Anfangszeit wirst du merken, wie viele falsche Glaubenssätze du bis zu diesem Zeitpunkt hattest. Die meisten sind unbewusst entstanden und haben sich schleichend verankert. Der erste wichtige

Schritt ist, einen Glaubenssatz überhaupt als solchen zu erkennen. Welcher auch immer dir zu einem Zeitpunkt in den Sinn kommt, ob positiv oder negativ, definiere ihn und hinterfrage ihn.

Als kleines Beispiel nehmen wir mal den Glaubenssatz: „Pizza macht dick." Wenn du also eines Tages im Restaurant sitzt und genüsslich dein Menü auswählst, kann es sein, dass von irgendwo her der Glaubenssatz zum Vorschein kommt und du denkst: „Ich nehme heute lieber keine Pizza., sonst nehme ich ja nie ab." Jetzt ist der Zeitpunkt gekommen, an dem du bewusst denken solltest: „Hey, halt! Da stimmt etwas nicht!" Erkennen, definieren und hinterfragen!

- Wieso möchte ich keine Pizza essen? → Weil ich denke, dass ich dadurch dick werde.
- Welcher Glaubenssatz steckt dahinter? → „Pizza macht dick."
- Macht eine Pizza wirklich dick? → Nein.
- Wer hat denn gesagt, dass Pizza mich dick macht? → Eine Diät? Auwaia! Schwachsinn!
- Braucht mein Körper jetzt eine Pizza? → Ja/Nein.

Mache dir bewusst, dass du diese alte Denkweise in deinem Leben nicht mehr haben möchtest. Kein Lebensmittel wird dazu führen, dass du durch seinen Verzehr dick wirst, wenn du auf deinen Körper und seine Signale hörst und darauf vertraust. Es kommt immer auf das Große und Ganze an, auf die Balance und auf deinen Lebensstil.

Genauso kann ein Glaubenssatz auch lauten: „Meine Beine sind viel zu dick." Auch hier liegt es an dir, diese negativen Gedanken loszuwerden.

- Woher kommt der Glaubenssatz? → Durch Vergleiche mit anderen.
- Bin ich die einzige Person der Welt, deren Beine so aussehen? → Nein.
- Wer sagt denn, dass meine Beine dick sind? Wer hat das beschlossen? → Ich selbst.
- Sind meine Beine vielleicht völlig normal und passen zu meinem Körper? → Kann schon sein.

Was willst du mehr? Los! Akzeptiere deine Beine und erkenne sie als etwas Wertvolles an.

Noch ein Beispiel: „Ich sollte lieber einen Salat essen."

- Was ist das für ein Glaubenssatz? → „Mit Salat nehme ich ab."
- Nehme ich wirklich ab, wenn ich Salat esse? → Nein, auch Salat hat Kalorien. Wenn ich damit über meinem Energiebedarf liege, nehme ich damit zu. Es kommt auf das Große und Ganze an.
- Wer hat denn gesagt, dass ich durch Salat abnehme? → Die Diätindustrie.
- Braucht mein Körper jetzt einen Salat? → Ja/Nein.

Lösche den Glaubenssatz und entscheide dich unbefangen für oder gegen einen Salat. Zu- oder Abnehmen spielt hierbei keine Rolle. Entscheide dich für das, was dir jetzt guttut und dich im Augenblick glücklich macht. Das ist alles, was zählt.

Wandle deine alten Glaubenssätze um

Um dich selbst darin zu unterstützen, die negativen Glaubenssätze los zu werden, ist es manchmal einfacher und sinnvoller, die Glaubenssätze zu verändern, anstatt sie nur zu hinterfragen.

Nehmen wir dazu die Beispiele von eben:

„Pizza macht dick." Erkenne den falschen Glaubenssatz und wandle ihn bewusst in einen positiven Glaubenssatz um. Zum Beispiel: „Pizza ist ein leckerer Energielieferant und kann sogar richtig nährstoffreich sein." Wenn dir das zu lang ist, mache etwas Kürzeres daraus: „Pizza ist ein toller Energielieferant.", „Pizza hat viele Nährstoffe.", oder: „Pizza ist lecker und wenn mein Körper danach ruft, gebe ich sie ihm."

Suche dir einen Glaubenssatz aus, mit dem du dich wohlfühlst. Kommt das nächste Mal der Gedanke, dass Pizza dick macht, atme kurz durch, mache dir bewusst, dass das nicht stimmt und wiederhole deinen neuen, wundervollen Glaubenssatz. So, wie du dir die negativen Glaubenssätze eingeprägt hast, kannst du dir nun die neuen Glaubenssätze einprägen. Je öfter du es machst, desto einfacher wird es. Außerdem wirst du die alten Gedanken Schritt für Schritt los, bis sie irgendwann gar nicht mehr auftauchen.

Hier noch weitere Beispiele:

Alter Glaubenssatz: „Meine Beine sind dick."

Neuer Glaubenssatz: „Meine Beine sind stark und erlauben mir, mich frei zu bewegen. Ich bin froh und dankbar, dass ich gesunde Beine habe."

Alter Glaubenssatz: „Mit Salat nehme ich ab."

Neuer Glaubenssatz: „Salat ist weder besser noch schlechter als alle anderen Lebensmittel. Salat ist lecker und nährstoffreich. Wenn mein Körper danach ruft, bekommt er ihn." Oder einfach: „Salat schmeckt frisch und lecker."

Schreibe deine Glaubenssätze auf und vernichte sie

Hierbei geht es darum, genau wie bei der Seifenblase, sich von dem Glaubenssatz zu lösen, ohne ihn umzuwandeln. Vielleicht ist das mit der Seifenblase etwas zu abgefahren für dich und deine Vorstellungskraft lässt das einfach nicht so richtig zu. Dafür habe ich eine weitere Methode, die dir helfen könnte.

Wenn du einen Glaubenssatz erkennst, den du nicht in deinem Leben haben möchtest, und du ihn auch nicht umwandeln kannst, schreibe ihn auf ein Stück Papier. Somit schwirrt er nicht mehr nur in deinem Kopf herum, sondern steht dort schwarz auf weiß, in klaren Worten. Es hilft generell, Gedanken und Emotionen aufzuschreiben, um Abstand davon zu nehmen. Wenn du so weit bist, nimm den Glaubenssatz und schmeiß ihn in die Tonne! Adios!

Falls du es lieber auf die rebellische Art tun willst, nimm ein Streichholz oder ein Feuerzeug und verbrenne das Stück Papier. Schau dabei zu, wie dein alter Glaubenssatz langsam verschwindet und sich auflöst, bis nichts mehr von ihm übrig ist. Das hat mir schon einige Male wunderbar geholfen, den Gedanken zu vernichten – im wahrsten Sinne. Pass dabei nur unbedingt auf, dass du dich oder andere nicht verletzt. Am besten hältst du eine Schüssel mit Wasser bereit, in die du das Papier kurz vor Ende werfen kannst.

Kalorienzählen

Das Kalorienzählen spielt beim intuitiven Essen keine Rolle mehr. Möchtest du dich intuitiv ernähren, musst du das Zählen hinter dir lassen. Das ist manchmal leichter gesagt als getan. Deswegen möchte ich dir einen Denkanstoß geben, um unter das Kalorienzählen ein für alle Mal einen Schlussstrich ziehen zu können.

Wenn du Kalorien gezählt hast, dann wahrscheinlich aus dem Grund, weil du damit abnehmen wolltest. Ja, du kannst durch Kalorien zählen abnehmen. Du musst die Kalorien nur richtig ausrechnen, durch ständige Kontrolle immer im Defizit bleiben und das Ganze kontinuierlich durchziehen.

Auch bei mir hat es damals eine Zeit lang funktioniert. Ich hatte meine kleine Waage immer bei mir und aß nichts, ohne vorher zu wiegen und zu rechnen. Ich hatte dazu eine App und dachte, damit wäre das alles so einfach. Die einfachste und sicherste Methode, um abzunehmen. DACHTE ICH!

Denn tatsächlich konnte ich irgendwann an nichts anderes mehr denken. Tag und Nacht kreisten meine Gedanken um das Thema Essen und Kalorien. Ich bin verrückt geworden! Doch was noch viel schlimmer war, die Anzahl der Kalorien war mir dabei wichtiger als die Qualität meiner Speisen. Ich war also nicht nur mental völlig am Boden, weil mich das alles gestresst hat, auch meine Gesundheit musste darunter leiden. Vor allem meine Darmgesundheit nahm massiv ab. Mir haben viele wichtige Nährstoffe gefehlt. Dem Körper geht es um so vieles mehr als nur um die Kalorien.

Ich stelle dir ganz einfach folgende Frage: Willst du das? Die ständige Kontrolle, das Wiegen, das Rechnen, keine Spontanität, alles planen müssen. Vor allem: Willst du das dein Leben lang fortführen? Was passiert, wenn du damit dein Ziel nach langer Zeit erreichst? Kannst du dann einfach aufhören Kalorien zu zählen?

Ich habe einen eindrucksvollen Satz im Gedächtnis, welchen du dir unbedingt merken solltest: „Wenn du so isst, wie du schon immer gegessen hast, wirst du auch so viel wiegen, wie du schon immer gewogen hast."

Das bedeutet, wenn du nach einer Diät einfach aufhörst Kalorien zu zählen und nie gelernt hast, auf deinen Körper zu hören, wirst du ohne die Kontrolle wieder in alte Gewohnheiten verfallen. Nach und nach wirst du vergessen, was wie viele Kalorien hatte und wie groß deine Portionen zu Diätzeiten waren. Du wirst dein erzwungenes Essverhalten vergessen und dir schleichend deine alten Gewohnheiten wieder aneignen. Fällst du dauerhaft in dein altes Essverhalten zurück, wirst du auch dein altes Gewicht wieder zurückbekommen - der sogenannte Jo-Jo-Effekt. Das wird dir übrigens auch bei jeder anderen Art von Diät passieren. Wenn du die Diät und die Kontrolle beendest, wirst du früher oder später wieder zu deinen alten Mustern zurückkehren. Denn du hast nie gelernt, auf deine Bedürfnisse zu achten und von innen heraus NORMAL zu essen. Das ist so, als ob du schwimmen lernen möchtest und dabei ständig Schwimmflügel trägst. Das Schwimmen funktioniert fast von allein und du fühlst dich sicher damit. Legst du die Schwimmflügel eines Tages ab, kannst du plötzlich nicht mehr schwimmen, denn du hast es nie richtig gelernt. Was machst du dann? Die nervigen Dinger wieder anziehen? Oder endlich schwimmen lernen?

Wenn du deine Diät über lange Zeit knallhart durchgezogen, dein Wunschgewicht endlich erreicht hast und dann intuitiv essen möchtest, dann musst du das erst erlernen. Durch jede einzelne Diät wird es schwieriger, denn du verlernst dabei immer mehr, deinem Körper zu vertrauen. Also wieso nicht gleich lernen intuitiv zu essen und dabei ganz entspannt und in Ruhe dein Wohlfühlgewicht erreichen? Schmeiß die Schwimmflügel weg und fang endlich an, allein zu schwimmen!

Falls du also irgendwann über das Kalorienzählen nachdenkst, frage dich selbst: "Will ich das wirklich? Will ich das mein Leben lang?" Entscheide dich bewusst.

Vielleicht fällt es dir leichter, wenn ich dir erzähle, wie es beispielsweise bei mir war: In den Zeiten, in denen ich streng Kalorien gezählt habe, legte ich regelmäßig Cheat-Days ein. Zum einen, um auf Dauer nicht völlig verrückt zu werden und zum anderen, weil ich an manchen Tagen einfach nicht zählen konnte oder wollte. Zum Beispiel bei Einladungen zum Geburtstag oder beim Essen mit Kollegen. Es war manchmal schlichtweg nicht möglich zu zählen. Du kennst bestimmt dieses unangenehme Gefühl, wenn du den Kellner fragst, wie viele Kalorien das Gericht enthält, während dich alle anderen am Tisch anstarren? Ich habe mich gar nicht getraut, so etwas in Gemeinschaft meiner Kollegen zu tun. Ich dachte immer: „Oh Mann, ich bin die Dickste hier am Tisch und frage den Kellner, wie viele Kalorien das hat, als hätte ich das Abnehmen voll im Griff. Die lachen sich ja alle schlapp." Ja, ja. Ich war sehr viel damit beschäftigt, was andere von mir dachten. Anstrengend war das. Ich legte also hin und wieder Cheat-Days ein und an den restlichen Tagen ging ich in ein sehr großes Kaloriendefizit. Diese Methode war völlig sinnlos.

Ich denke mir wieder Zahlen für das Beispiel aus: Angenommen, ich verbrenne täglich genau 2000 Kalorien. Während meiner Diät gehe ich in ein Defizit von 500 Kalorien. Ich nehme pro Tag, von Montag bis Samstag, nur 1500 Kalorien zu mir. Sonntags ist mein Cheat-Day, an dem ich alles essen darf, was ich möchte.

So ähnlich könnte das dann zum Beispiel aussehen:

Montag bis Samstag - Diät:
- Morgens: Kaffee schwarz, Magerquark mit kalorienfreien Geschmackstropfen und Früchten
- Mittags: Salat mit Gurke, Tomate und leichtem Dressing
- Abends: Ofengemüse: Karotte, Aubergine, Zucchini und Paprika mit ein bisschen Öl
  = 1500 Kalorien pro Tag

Sonntag - Cheat-Day:
Über den Tag verteilt: 2 Schokocroissants, 2 Stück Kuchen, 1 Pizza, 3 Kugeln Eis, 2 Teller Lasagne, 5 Cocktails.
(Klingt viel, war es für mich damals aber nicht.)
= 5000 Kalorien

An diesem Cheat-Day habe ich natürlich keine Kalorien gezählt. Im Nachhinein betrachtet war es teilweise wirklich extrem, wie viele tausend Kalorien da manchmal an so einem einzigen Tag zusammenkamen.

Dabei fand ich es immer wieder erstaunlich, wie hart es war, 500 Kalorien im Defizit zu bleiben und wie leicht es war, 500 Kalorien zu viel zu essen. Das eine war die reinste Qual, das andere ging fast von allein. Aber klar, wenn unser Körper uns nie deutlich signalisieren würde, dass er Essen braucht, würden wir früher oder später einfach verhungern. Wir brauchen das Hungergefühl und den Appetit, um zu überleben. Ganz einfach. Wenn du zu viel isst, signalisiert dein Körper dir das auch, zum Beispiel durch ein Völlegefühl. Das fühlt sich jedoch nicht so furchtbar an wie Hunger. Denn isst du zu wenig, hat der Körper Angst um dein Leben. Isst du zu viel, steckt er die überschüssige Energie in die Reserven und hat dafür etwas für schlechte Zeiten auf Lager. Alles reiner Überlebensinstinkt.

Zurück zum Beispiel: Insgesamt habe ich in dieser Woche 14 000 Kalorien zu mir genommen. Wenn ich diese Zahl auf sieben einzelne Tage herunterrechne, habe ich pro Tag im Schnitt 2000 Kalorien zu mir genommen. Folglich habe ich weder zu- noch abgenommen. Das Resultat der Diät war, dass ich unter der Woche viel verzichten musste und unglaublich schlechte Laune hatte. Haben sich meine Freunde mittags eine Pizza bestellt, musste ich einen Salat essen. Sind meine Freunde abends ins Kino gegangen, gab es für mich kein Popcorn. Wollte mein Freund etwas für mich kochen, musste ich dabei sein, um alles zu kontrollieren. Unter der Woche plante ich schon, was ich am Sonntag alles essen würde. Manchmal kaufte ich die Dinge, auf die ich Lust hatte, und wartete bis Sonntag, um sie endlich essen zu dürfen. Natürlich hat sich bis Sonntag dann immer so einiges angesammelt. Ich aß alles, was ich mir vornahm, und noch vieles mehr. Denn an diesem Tag war es ja erlaubt. Ob ich wirklich Lust auf diese Lebensmittel hatte oder ob ich wirklich hungrig war, das war mir egal. Ich kannte das Gefühl von richtigem Appetit auf eine bestimmte Sache oder richtigem Hunger ja schon gar nicht mehr.

Ich dachte einfach, dass es so mit Sicherheit funktionieren würde, denn ich war ja konsequent und zog es sechs Tage die Woche eisern durch, was echt viel ist. Bei anderen schien es ja auch zu funktionieren. Ich war irgendwann wirklich gut darin, die Augen zu verschließen und mich selbst zu belügen.

Seit ich intuitiv esse, hat sich meine Ernährung komplett gewandelt. Ich achte darauf, ob ich wirklich Hunger habe, und überlege vorher genau, was ich essen möchte. Dabei bin ich ganz achtsam und esse so viel, wie es sich für mich angenehm anfühlt. Ich verbiete mir nichts, sondern treffe bewusst gesunde Entscheidungen. Wenn mir jemand einen Schokoriegel anbietet, überlege ich erst, ob er mir im Moment guttun würde und ob ich mich danach besser fühlen würde als jetzt. Wenn nicht, lehne ich dankend ab. Wenn ich richtig Lust darauf habe, nehme ich das Angebot an und genieße meinen Riegel.

Hier ein Beispiel, wie meine Ernährung zurzeit aussehen könnte:

Montag:
- Morgens: 1 Tasse Kaffee mit Milch, 1 Schüssel Müsli mit getrockneten Früchten und Nüssen
- Mittags: ¾ Pizza Funghi, 1 Glas Apfelsaftschorle
- Abends: Salatteller mit Tomaten, Feta, Kernen und leckerem Joghurtdressing, 1 Glas Rotwein
  = 2000 Kalorien

Sonntag:
- Morgens: 1 Käsebrötchen mit Frischkäse, Tomaten und Eisbergsalat
- Mittags: Ofen-Feta mit Tomaten, Pilzen und Frischkäsemaultaschen, mit Olivenöl beträufelt
- Nachmittags: 2 Schokokekse
- Abends: 1 Teller Pfifferling Suppe, dazu 1 Scheibe Vollkornbrot
  = 2000 Kalorien

Ich beachte keine Kalorien, sondern esse immer das, was mir guttut - immer bewusst und nie weit über meinen Hunger hinaus. Ich esse gern Salat und Gemüse, genauso wie Schokolade und Pizza. Jeder Tag sieht anders aus, denn ich habe täglich auf ganz unterschiedliche Dinge Appetit. Jede Mahlzeit ist ein Genussmoment für mich.

In dieser Beispielwoche habe ich also ganz intuitiv insgesamt 14 000 Kalorien zu mir genommen. Genauso viel wie bei dem Beispiel mit der Diät. Auch hier habe ich weder zu- noch abgenommen. Dafür habe ich jetzt unglaublich viele Genussmomente, verbiete mir nichts, habe super Laune, kämpfe nicht mit Heißhunger und allem voran bin ich glücklich!

Mit der Zeit lernst du deinen Körper kennen und isst dadurch automatisch immer nur so viel, wie dein Körper tatsächlich benötigt. Dadurch pendelt sich allmählich dein Wohlfühlgewicht ein. Zu diesem Thema kommen wir später.

Kalorien zählen und intuitiv essen – bitte nicht!

Manche erzählen mir, sie möchten Kalorien zählen und das intuitive Essen kombinieren. Viele haben Angst davor, das Kalorien zählen einfach zu beenden, und schenken dem intuitiven Essen leider nicht ihr volles Vertrauen. Natürlich darf das jeder so machen, wie er möchte. Es sind mit Sicherheit Dinge beim intuitiven Essen dabei, die du in deinen Alltag mit dem Kalorienzählen übernehmen kannst. Sei dir aber unbedingt bewusst, dass du das intuitive Essen mit dem Zählen von Kalorien nie richtig lernen kannst. Wenn dein Körper nach etwas Bestimmtem fragt, musst du vorher alles wiegen und berechnen. Außerdem musst du prüfen, ob es auch in dein Kalorien-Budget passt. Du vertraust deinem Körper also nicht zu 100 Prozent, sondern stellst seine Signale immer erst in Frage. Zudem wirst du mit diesem Weg niemals Frieden mit allen Lebensmitteln schließen können. Die Lebensmittel, die vergleichsweise viele Kalorien haben, werden bewusst oder unbewusst immer negativ behaftet sein. Du wirst dir zweimal überlegen, ob du deine Kalorien dafür verwenden möchtest oder sie doch lieber für später einsparst. Das hat mit intuitivem Essen leider überhaupt nichts zu tun.

Möchtest du das intuitive Essen wirklich erlernen, dann stoppe das Kalorienzählen oder alle anderen Diäten. Nur so wird es wirklich funktionieren!

Alles ist erlaubt

Im letzten Kapitel haben wir schon angeschnitten, dass du beim intuitiven Essen Frieden mit allen Lebensmitteln schließen musst. Einfach gesagt: Erlaube dir alles! Nichts ist mehr verboten! Du darfst ab sofort alles essen und davon so viel, wie du willst, solange es dir dabei gut geht.

Klingt wundervoll, oder? Viele haben allerdings große Sorge, dass sie völlig außer Kontrolle geraten, ausschließlich nährstoffarme Lebensmittel zu sich nehmen und vor allem viel zu viel essen, wenn sie dem intuitiven Essen eine Chance geben. Auch ich hatte damals diese Sorge. Ist es nicht unglaublich schade, wie wenig Vertrauen wir unserem Körper schenken? Dabei ist er genau dafür gemacht, uns Signale zu geben, die uns gesund und möglichst lang am Leben halten. Verletzen wir uns, gibt er uns ein Schmerzsignal, damit wir aufpassen und achtsam sein können, während er alles dafür tut, die Wunde zu heilen. Wenn wir Schlaf brauchen, um uns zu regenerieren, signalisiert er uns das mit Müdigkeit, damit wir ausgeglichen und fit sein können. Brauchen wir mehr Flüssigkeit, haben wir Durst. Müssen wir die Blase leeren, gibt er uns ein Signal. ABER wir glauben beim Hungergefühl lügt er uns an?! Hey! Dein Körper ist ein Wunderwerk! Höre ihm zu und vertraue ihm. Er weiß am besten, was du brauchst.

Dein Körper ist dein Kraftwerk

Ich stelle mir meinen Körper immer wie ein Kraftwerk vor. Dabei habe ich ein bestimmtes Bild vor Augen, auf dem viele Öfen nebeneinanderstehen, in denen ein heißes Feuer lodert. Immer und immer wieder wird Kohle in die Öfen geschaufelt, die beim Verbrennen Energie für meinen Körper freigeben. Ganz ähnlich wie in dem Film Titanic. Vielleicht erinnerst du dich an die Szene, in der Rose und Jack gemeinsam und total verliebt vor dem Bodyguard fliehen und dabei an den Kohleöfen vorbeirennen? In dieser Szene schaufeln die Arbeiter kontinuierlich Kohle in die Öfen, um dieses riesige Schiff anzutreiben. Genau so stelle ich mir die Arbeit vor, die mein Körper täglich leistet. Die Maschinen laufen rhythmisch, ohne Pause, Tag und Nacht. Wenn wir schlafen, schalten sich die Maschinen in den Ruhemodus, um Energie zu sparen und Kraft zu tanken, stehen aber niemals komplett still. Am nächsten Morgen nehmen sie die volle Arbeit wieder auf und laufen erneut auf Hochtouren. Dadurch bist du fit und motiviert, fühlst dich gesund und energiegeladen und kannst dich problemlos konzentrieren. Geht mal etwas an den Maschinen kaputt, wird es sofort repariert. Verletzt du dich zum Beispiel, verheilt die Wunde in Windeseile. Geht ein Material aus, wird es direkt aufgefüllt. Der Körper fragt einfach nach Nahrung, bekommt sie und arbeitet entspannt weiter. Perfekt, oder?

Nun stelle dir vor, dein Körper bekommt plötzlich viel zu wenig Energie - also Nährstoffe -, zum Beispiel während einer Diät. Dadurch können die Maschinen nicht mehr auf Hochtouren laufen. Dein Körper muss sparsam mit dem Material umgehen und alle Maschinen zwei Gänge herunterfahren. Die Folge: Du hast weniger Energie, wirst müde und kannst dich schlecht konzentrieren.

Hat der Körper plötzlich zu viel Material zur Verfügung, zum Beispiel an einem Cheat-Day, kann er auch nicht einfach so weiterarbeiten, sondern muss sich darum kümmern, das zusätzliche Material anderweitig unterzubringen. Das nimmt Zeit und Kraft in Anspruch und macht uns richtig müde. Vielleicht kennst du das, wenn du weit über deinen Hunger hinaus gegessen hast und anschließend in einem „Fresskoma" auf dem Sofa liegst. Du könntest sofort tief und fest einschlafen. Genau das ist es, was hier passiert. Dein Körper wird schlapp, vor lauter Arbeit.

Natürlich ernährt sich kein Mensch 365 Tage im Jahr perfekt. Mal isst du etwas mehr, mal etwas weniger, und das ist völlig in Ordnung. Mal packt dein Körper sich ein bisschen Material zur Seite, mal verwendet er das Material aus seinen Reserven. Also keine Sorge, wenn du nicht jeden Tag exakt gleichviel isst: Wenn du auf deinen Körper achtest, entsteht ganz automatisch ein wunderbares Gleichgewicht ohne Extreme. Dadurch fühlen wir uns rund um die Uhr fit, energiegeladen und glücklich. Genau das erreichen wir mit dem intuitiven Essen.

Stell dir mal selbst folgende Fragen und beantworte sie für dich:

- **Bekommt mein Körper wirklich immer die Nährstoffe, die er braucht, sobald er danach fragt?** Oder verzichte ich manchmal auf etwas, was mir eventuell guttun würde? Habe ich manchmal sogar richtig Hunger und verbiete mir das Essen?
- **Bekommt mein Körper die richtige Menge an Nährstoffen, um kontinuierlich und in Ruhe arbeiten zu können?** (Nicht zu viel und auch nicht zu wenig). Oder esse ich manchmal viel zu viel oder viel zu wenig, obwohl mein Körper mir etwas anderes signalisiert?

Hast du das intuitive Essen erst einmal gelernt und verinnerlicht, kannst du diese Fragen immer mit „Ja" beantworten. Dein Körper bekommt immer alle Nährstoffe, die er benötigt. Nicht zu viele, nicht zu wenige, mit reinem Genuss, Wohlbefinden und positiven Gedanken.

Durch Diäten, durch dieses ständige Hin und Her der Extreme und durch den dauernden Verzicht, kommt dein Körper irgendwann so sehr durcheinander, dass er selbst nicht mehr weiß, was und wie viel er braucht. Dadurch kann er dir keine eindeutigen Signale mehr geben. Das ist der Moment, in dem du denkst, dein Körper würde dir ständig Hunger und Appetit auf die ungesündesten Dinge signalisieren.

Keine Sorge, wenn du und dein Körper im Moment verwirrt seid! Beim intuitiven Essen kümmerst du dich genau. Du wirst lernen, deinem Körper wieder zu vertrauen und seine Signale wahrzunehmen und zu deuten. Sobald ihr wieder ein eingespieltes Team seid, steht diesem wunderbaren Gleichgewicht nichts mehr im Weg.

Gute und schlechte Lebensmittel

Um das intuitive Essen lernen zu können, musst du in vielen Bereichen wieder bei null anfangen. Es ist unglaublich wichtig, dass du verstehst, was mit dir passiert ist und welche Erfahrungen dich zu deinem jetzigen Lebensstil und zu deiner momentanen Beziehung zum Essen geführt haben. Nur wenn du die Gründe kennst, kannst du das Problem an der Wurzel packen und etwas daran ändern.

Es geht in diesem Kapitel also um das „Warum". Warum hast du beim Essen ein schlechtes Gewissen? Warum sagt dein Körper dir nicht mehr, was er braucht? Warum fragt dein Körper nur nach „schlechten" und „ungesunden" Lebensmitteln, wenn du ihn entscheiden lässt? Lass uns gemeinsam der Sache auf den Grund gehen.

Wenn du in Bezug auf Nahrungsmittel Wörter hörst wie: „verboten", „ungesund", „gesund", „erlaubt", „nicht erlaubt", „gut" oder „schlecht", dann kannst du diesen Begriffen mit Sicherheit jeweils bestimmte Lebensmittel zuordnen. Wenn ich früher zum Beispiel das Wort „ungesund" gelesen habe, dachte ich sofort an Schokolade, Alkohol oder Eiscreme. Wenn ich das

Wort „gesund" gelesen habe, dachte ich sofort an Äpfel, Salat oder Brokkoli.

Jeder von uns hat früher oder später eine Liste im Hinterkopf, auf der Lebensmittel als gut oder schlecht bewertet werden. Für manche hat diese Liste kaum eine Bedeutung und sie würden sie nicht einmal als solche wahrnehmen. Für andere - und das sind diejenigen, die mindestens eine Diät hinter sich haben - ist die Liste ausgeprägt und ständig präsent. Je mehr Diäten du gemacht hast, desto länger ist höchstwahrscheinlich deine Liste. Je länger und intensiver du Diätphasen hinter dir hast, desto stärker begleitet dich diese Liste durch deinen Alltag. Habe ich recht? Vielleicht kennst du dieses Verhalten bereits von dir selbst und weißt zu genau, wovon ich rede. Vielleicht fragst du dich aber auch: „Was meint sie? Was für eine Liste? Ja, ich kann Lebensmittel in gut und schlecht unterteilen, aber was soll ich jetzt mit dieser Information anfangen?" No problemo! Let's have a look!

Ganz wichtig: Beim intuitiven Essen gibt es keine verbotenen Lebensmittel. Es gibt auch keine schlechten Lebensmittel oder solche, die dich sofort übergewichtig werden lassen.

Katapultieren wir uns mal ein paar Jährchen zurück in unsere frühe Kindheit, ungefähr ins Kindergartenalter. Hach, wie wundervoll unbeschwert war da noch das Leben. Es gab keine verbotenen Lebensmittel. Ob Schoki oder Erdbeeren, beides war einfach nur lecker. Ob Brötchen oder Lasagne, beides fand ich ganz wundervoll. Mal hatte ich mehr Lust auf das eine, mal auf das andere, ganz locker. Den Gedanken, dass etwas davon verboten war, gab es für mich gar nicht. Ich dachte überhaupt nicht darüber nach, ob ein Stückchen Schokolade jetzt besser oder schlechter ist als eine Erdbeere. Ich habe einfach das gegessen, worauf ich Lust hatte. Und ich habe es genossen. Genau dahin wollen wir beim intuitiven Essen zurück. Wir wollen endlich wieder ohne schlechtes Gewissen essen und uns unbeschwert, herrlich und gut fühlen.

Wie schon erwähnt, hast du höchstwahrscheinlich eine Liste mit zwei Spalten irgendwo in deinem Kopf abgespeichert. Eine Seite trägt den Titel „Gut", die andere trägt den Titel „Schlecht".

Damals, im Kindergarten, waren alle Lebensmittel, die du kanntest, auf der Seite „Gut". Nichts war schlecht, verboten oder machte dich plötzlich dick. Das sah seinerzeit ungefähr so aus:

Gut	**Schlecht**
Erdbeeren	
Brot	
Apfel	
Lasagne	
Schokolade	
Salat	
Käse	
...	

Ein wunderschönes Bild, wie ich finde – frei und unbeschwert. Und dann kam eines Tages die liebe Mama oder deine Kindergärtnerin und sagte zu dir: „Iss nicht so viel Schoki, das ist ungesund." Und weil Mama damals immer recht hatte, glaubtest du ihr, ohne zu zweifeln. Somit rutschte die leckere Schoki etwas weiter in Richtung schlechte Seite. Vielleicht stand die Schoki dann erst einmal eine ganze Weile wackelig zwischen gut und schlecht, weil du überhaupt nicht verstanden hast, worum es dabei geht. Was bedeutet überhaupt „ungesund"? Das in dem Alter zu verstehen, ist fast unmöglich. Außerdem warst du etwas verwirrt, weil die Schoki manchmal etwas Tolles und manchmal etwas Blödes war. Hast du dich beim Geburtstag von Tante Betti ordentlich benommen und bist ruhig auf deinem Stuhl sitzen geblieben, gab es ein leckeres Stück Schokolade als Belohnung. Manchmal war Schokolade aber auch etwas Schlechtes, weil Mama ständig sagte, dass du es jetzt nicht essen darfst und es ungesund ist. Wir werden dahingehend also schon in sehr jungem Alter beeinflusst, ohne selbst diese Entscheidung zu treffen. Nach dem Hin und Her mit der Mama und der Schoki sah deine Liste vielleicht so aus:

Gut	**Schlecht**
Erdbeeren	
Brot	
Apfel	
Lasagne	
Schokolade	
Salat	
Käse	
…	

Richtig krass wird die ganze Sache aber erst bei Diäten. Jetzt wird's spannend und wichtig, also halte dich fest: Eine meiner ersten Diäten war die Low-Carb-Diät. Dabei waren Kohlenhydrate verboten, alles andere war aber erlaubt. Das weißt du bestimmt. Allein durch diese so süß und freundlich klingende Diät rutschen alle kohlenhydrathaltigen Lebensmittel auf die schlechte Seite. Damit sieht die Liste dann schon so aus:

Gut	Schlecht
Erdbeeren	
	Brot
Apfel	
	Lasagne
	Schokolade
Salat	
Käse	
...	

Ich gehe hier jetzt davon aus, dass der Fruchtzucker in Äpfeln und Erdbeeren noch erlaubt war. Eine Zeit lang läuft es mit der Low-Carb-Diät also vielleicht auch richtig gut. Du nimmst ab, fühlst dich super und hast das Gefühl, das Richtige für dich gefunden zu haben. Doch irgendwann - und oh Mann, wenn ich nur an die Zeit zurückdenke! -, irgendwann, wird das Verlangen nach Kohlenhydraten so unglaublich groß... Das war so heftig bei mir! Wenn du dich auch schon mal Low Carb ernährt hast, kennst du das bestimmt. Ich weiß noch genau, wie es war, als ich damals an der Bäckerei vorbeilief und der Geruch von warmen, frischen Brötchen und Buttercroissants in meine Nase stieg. Furchtbar! Es war eine Qual, sage ich dir. In der Situation konnte ich dann aber zumindest noch die Luft anhalten und zügig weiter gehen. Doch dann wurde ich zu einem Geburtstag eingeladen und es gab eine riesige, bombastisch aussehende Geburtstagstorte, die direkt vor mir auf dem Tisch stand und mich scheinbar anstarrte. Der Verzicht war echt heftig. Ich musste allen dabei zusehen, wie sie dieses leckere Stück Himmel auf Erden genossen. Meine Gedanken quälten mich so sehr, dass ich irgendwann sogar innerlich richtig sauer auf meine Mädels wurde, weil sie so langsam aßen und dabei Geräusche machten wie „Mmhh ..." oder „Ooohhh ...". Wie gern wäre ich damals einfach aufgestanden und hätte die Feier verlassen. Ach herrje, das tut mir im Nachhinein so leid.

Wie du dir wahrscheinlich vorstellen kannst, musste diese Diät früher oder später scheitern. Um diese Qualen nicht mehr durchstehen zu müssen, legte ich an solchen Tagen Cheat-Days ein, an denen ich teilweise so viel verschlang wie noch nie zuvor. Ich hielt mich immer weniger an die Regeln und ließ es irgendwann einfach komplett bleiben. Ich war einfach demotiviert, traurig und fühlte mich schwach. Auf der Waage hatte sich auch nichts mehr getan. Das war das Ende meiner ersten Low-Carb-Diät.

Das große Problem an der Sache ist, dass sich die Glaubenssätze dieser Diät in mir verankert haben. Wenn du einmal der Meinung warst, dass

Kohlenhydrate etwas Schlechtes sind, und dass sie dich am Abnehmen hindern, und wenn das dann auch noch eine Zeit lang funktioniert hat, dann wirst du diesen Gedanken nicht mehr so einfach los. Denn du hast der Diät anfangs vertraut und geglaubt. Außerdem denkst du, dass es bei vielen ja scheinbar funktioniert, also muss ja etwas Wahres dran sein. Die Folge: Auch, wenn du die Low-Carb-Diät nicht mehr machst, weil du dadurch verrückt geworden bist, bleibt der Gedanke im Hinterkopf: „Kohlenhydrate sind schlecht".

Ein paar Tage oder Wochen später kommt dann deine Freundin zu Besuch und erzählt dir von ihrer neuesten Diät, die sie jetzt macht: „High-Carb, Low-Fat." Kennen wir das nicht alle, wenn jemand um die Ecke kommt und von der neuen, wundervollen und einfachen Diät schwärmt? Dazu gehört natürlich auch immer die Info, wie viele Kilos damit schon geschmolzen sind und wie unglaublich einfach und schnell das ging. Außerdem macht es sogar richtig Spaß und es gibt wahnsinnig leckere Rezepte. „Es funktioniert wirklich!" Ich hoffe, du erkennst meinen Sarkasmus. Ich kann solche Dinge mittlerweile echt nicht mehr hören. Mich macht es sogar teilweise traurig, wenn mir jemand so begeistert von einer neuen Super-Diät erzählt. Nun ja, da es eine sehr gute Freundin von dir ist, glaubst du ihr und probierst es aus. Ab sofort rutschten also auch noch die Fette auf die schlechte Seite der Liste. Das sieht dann ungefähr so aus:

Gut	Schlecht
Erdbeeren	
	Brot
Apfel	
	Lasagne
	Schokolade
Salat	
	Käse
...	

Mittlerweile haben sich schon so einige Punkte auf der schlechten Seite angesammelt. Auf der guten bleibt so langsam nicht mehr viel. Auch wenn du die Low-Carb-Diät schon länger nicht mehr machst, befinden sich die Lebensmittel, die damals verboten waren, immer noch auf der schlechten Seite. Je länger und intensiver du diese Diät gemacht hast, desto mehr bleiben sie dort haften. Wenn du jetzt also eine High-Carb-Diät machst, wirst du trotzdem irgendwie ein schlechtes Gefühl dabei haben, wenn du Kohlenhydrate isst, obwohl sie jetzt erlaubt sind. Du bist dir nicht ganz sicher, ob sie dich nicht vielleicht doch dick machen. Unbeschwert essen ist etwas anderes!

Du kannst dir bestimmt vorstellen: Je mehr Diäten du im Laufe der Zeit machst, desto mehr Lebensmittel rutschen nach und nach auf die schlechte Seite. Früher oder später sieht sie dann so aus:

Gut	Schlecht
	Erdbeeren
	Brot
	Apfel
	Lasagne
	Schokolade
Salat	
	Käse
…	

Vielleicht, aber nur vielleicht, bleibt noch Salat auf der guten Seite. Das ist in fast jeder Diät erlaubt und das Letzte, was du noch ohne schlechtes Gewissen essen kannst. Dann aber ohne Salatsoße! Denn Salatkräuter und vor allem Öl waren mit Sicherheit auch schon in irgendeiner Diät verboten.

Jetzt sitzt du also da und hast dir selbst so eine blöde Liste erstellt. Egal, was du isst, es fühlt sich einfach nicht richtig an. Die negativen Gefühle begleiten dich beim Essen, wenn auch unbewusst. Das ist doch ganz verständlich! Irgendwann weißt du einfach nicht mehr, was richtig und was falsch ist. Du weißt nicht, wem du glauben sollst und wem nicht und welche Lebensmittel denn jetzt wirklich schlecht sind. Oh Mann, ich war nach fast zehn Jahren mit Diäten so unglaublich verwirrt, das ist unvorstellbar. Da musste nur die Frau hinter mir an der Kasse ihrer Freundin erzählen, dass sie kein Öl mehr isst, weil sie abnehmen möchte und schon dachte ich: „Okay, Öl ist wohl echt schlecht. Wenn sie es sagt, dann stimmt das bestimmt." Ich hatte wirklich keine Ahnung mehr, was ich glauben sollte. Also glaubte ich einfach alles.

Beim intuitiven Essen ist Schluss damit! Du hörst einzig und allein auf dich selbst und auf sonst niemanden. Das, was dir guttut, was dir Energie liefert und was dir schmeckt, ist gut für dich!

Wenn dein Körper nach (gesunden) Fetten ruft, weil er sie braucht, dann denkst du nie wieder: „Oje, das macht bestimmt dick." Du wirst sie ihm ohne zu zweifeln geben, es genießen und dich gut fühlen! Wenn deine Freundin das nächste Mal zu Besuch kommt und dir von ihrer neuen Diät erzählt, glaubst du ihr nicht einfach ohne Weiteres. Du, und wirklich nur du, weißt am allerbesten, was das Richtige für dich ist. Das kann dir keine Diät, keine Zeitschrift und keine Freundin je sagen. Du weißt es jetzt besser! Merke dir das.

Mit dem intuitiven Essen kommst du zurück zu einer Liste, auf der alle Lebensmittel auf der guten Seite stehen. Alles ist erlaubt. Alle Lebensmittel sind gut für dich. Kein Produkt macht dich einfach so dick oder krank. Schließe Frieden mit den Lebensmitteln. Sage dir immer wieder selbst, dass es in Ordnung ist und du die negativen Gefühle nicht mehr brauchst. Vertraue deinem Körper. Lass los und genieße!

Gut	Schlecht
Erdbeeren	
Brot	
Apfel	
Lasagne	
Schokolade	
Salat	
Käse	
...	

Nur wenn du deinem Körper alles erlaubst und anbietest, kann er dir sagen, was er braucht und du kannst es ihm unbeschwert geben. Sobald du mit deinem Körper im Einklang bist, wird er viel öfter nach vollwertigen, nährstoffreichen Lebensmitteln fragen, denn damit kann er effizient arbeiten.

Wenn du das nächste Mal richtig Lust auf ein Brötchen hast, braucht dein Körper wahrscheinlich Kohlenhydrate. Fang an, ihm zu glauben! Wenn du das nächste Mal richtig Lust auf Nüsse hast, braucht er wahrscheinlich die Fette. Sei dir sicher, dass dein Körper weiß, was er braucht! Auch, wenn er nach Schokolade fragt, gib sie ihm und mache dir klar, dass er weiß, was er tut!

Anfangs kann es schwierig sein, dem Körper plötzlich so viel Vertrauen zu schenken. Vor allem, wenn er scheinbar nur noch nach Schoki, Eis und Kuchen verlangt. Das kann bei dir der Fall sein, muss es aber nicht. Falls doch, hab keine Angst. Das ist in Ordnung und sogar ein sehr wichtiger Teil des intuitiven Essens.

Wichtig ist nur, dass du dich intensiv damit auseinandersetzt. Das werden wir im nächsten Schritt tun. Ich gebe dir wertvolle Tipps, wie du mit dieser Situation umgehen kannst und wie du dich möglichst schnell nährstoffreich und ausgewogen ernähren kannst.

Wenn dein Körper nur nach ungesunden Dingen verlangt

Wenn du mit dem intuitiven Essen beginnst, hast du den Wunsch zu lernen, dich automatisch gesund und ausgewogen zu ernähren. Gleichzeitig heißt es, dass du dir alle Lebensmittel erlauben sollst und so viel davon essen darfst, wie du möchtest. Das allein kann schon Zweifel auslösen: „Oje, das kann doch nicht gut gehen! Dann esse ich doch bestimmt nur noch ungesunde Dinge und viel zu viel!"

In den meisten Fällen ist es tatsächlich so, dass der Körper anfangs nur nach all den Dingen verlangt, die du dir bisher verboten hast. So war es bei mir auch. Der Grund dafür ist ganz einfach und wie bei allem anderen auch: Ist etwas verboten, ist es für uns umso reizvoller. Das ist normal und völlig menschlich.

Jetzt möchte ich eine kleine Übung mit dir machen: Es gibt doch bestimmt ein Lebensmittel, das du hin und wieder ganz gerne isst, welches aber nichts wirklich Besonderes für dich ist. Es schmeckt gut, fällt aber nicht unter deine Lieblinge. Fällt dir eins ein? Überlege kurz. Hast du es? Okay. Jetzt stelle dir vor, jemand sagt dir, dass du dieses Lebensmittel nie wieder essen darfst.

Egal, was passiert, du musst verzichten. Merkst du, was passiert? Dieses Lebensmittel bekommt einen neuen Stellenwert. Plötzlich ist es von großer Bedeutung und du würdest es gern essen.

Genauso ist es mit den Lebensmitteln, die du dir selbst verboten hast. Das Verlangen danach ist mit der Zeit immer größer geworden. Jetzt hast du endlich die Möglichkeit, alles aufzuholen und alles zu essen. Natürlich hast du dann das Bedürfnis, sofort ganz viel davon zu essen. Das ist doch klar.

Das kann anfangs sehr komische Gefühle und auch Zweifel auslösen: „Ist das nicht doch zu viel? Nehme ich dadurch nicht volle Kanone zu? Soll ich nicht vielleicht doch eine Diät machen?" Es ist so unglaublich wichtig, dass du dich von diesen negativen Gedanken nicht beeinflussen lässt. Schiebe sie sofort weg, wenn sie kommen! Mache dir in solchen Momenten immer wieder klar, was du willst. Sage es zu dir selbst: „Ich will ein intuitiver Mensch sein. Ich will glücklich und befreit sein, ohne diese negativen Gedanken über das Essen, ohne Zweifel und ohne Verbote. Ich möchte keine Diäten mehr machen. Damit ist Schluss. Ich möchte das intuitive Essen lernen." Das musst du dir immer wieder vor Augen führen.

Ich hatte in der Anfangszeit furchtbare Lust auf Raffaello und Eis. Vor allem Eis - das war teilweise schon fast extrem. In dieser Zeit habe ich richtig viel davon gegessen. Das Verlangen nach Eis schien gar nicht mehr aufzuhören. Und ja klar, irgendwann kamen auch bei mir mal Zweifel auf. Ich dachte: „Was ist, wenn das gar nicht mehr aufhört? Ich kann doch jetzt nicht immer so viel Eis essen, das ist doch Wahnsinn. Das kann doch nicht gesund sein! Mache ich etwas falsch?" Natürlich wird man dann etwas unsicher. In solchen Momenten habe ich mir immer wieder gesagt, dass ich mich davon nicht beirren lassen will. Ich habe durchgeatmet und mir selbst gut zugesprochen.

Hätte ich mich damals auf diese Zweifel eingelassen und auf das Eis verzichtet, obwohl ich Lust darauf hatte, hätte ich genau dort gestanden, wo ich mit Diäten immer stand: Bei Verzicht und Verboten. Durch den Verzicht wäre das Verlangen wieder stärker geworden und so wäre ich in einem endlosen Teufelskreis gefangen gewesen, wahrscheinlich noch heute.

Um ein intuitiver Mensch zu werden, musst du diese Zweifel ablegen und dich davon überzeugen, dass es der richtige Weg ist. Und ich verspreche dir: Du wirst es nicht bereuen.

Gehe dem Verlangen nach

Schoki, Kuchen, Eis, Chips, Gummibärchen… Dein Körper braucht diese Dinge nicht, um zu überleben. Aber deine Psyche braucht sie. Aus dem Grund zu lernen, dass es sich hierbei um nichts Verbotenes mehr handelt.

Sobald du es als nichts Verbotenes mehr betrachtest, wird auch der starke Reiz verloren gehen. Genau das willst du erreichen. Du willst Frieden mit den

Lebensmitteln schließen, um frei entscheiden zu können, ob du dieses gerade brauchst oder nicht.

Dafür musst du wirklich immer das und so viel davon essen, wie du willst. Nur so kannst du das extreme Verlangen nach diesen Dingen überwinden. Glaub mir, irgendwann wird der Punkt erreicht sein, an dem du es satt hast!

Bei mir war es das Eis, es war eine Zeit lang richtig lecker und ich bekam kaum genug davon. Doch irgendwann hing es mir zum Hals raus. Ich sag's dir! Ich habe irgendwann gemerkt, dass es mir nicht guttut und dass mir von so viel Eis irgendwie flau im Magen wird. Außerdem habe ich festgestellt, dass es mir auch nicht mehr so gut schmeckt, wie am Anfang. Es war schon fast eklig.

Eines Tages war ich bei einer lieben Freundin zuhause und sie fragte mich, ob ich ein Eis haben wolle. In der Regel sagte ich immer Ja. Doch an diesem Abend sagte ich: „Nein danke, alles gut." - Wir waren beide völlig überrascht über diese Antwort. Ich konnte es selbst kaum glauben, dass ich mich bewusst und freiwillig gegen Eis entschieden habe. Genau hier war das geschafft, auf was ich so lange gewartet hatte. Ich war so stolz, dass ich Nein gesagt habe, weil ich wusste, dass es mir danach nicht gut gehen würde. Und das wollte ich vermeiden.

Wenn du diesen Punkt einmal erreicht hast, ist das so ein wahnsinnig großer Schritt. Denn der Reiz und das Verlangen nach diesem Lebensmittel sind weg. Ab dann kannst du wirklich bewusst gesunde

Entscheidungen treffen. Vielleicht entscheidest du dich dann lieber für ein Stück Wassermelone, weil es dir im Moment mit dieser viel besser gehen und sie besser schmecken würde. Oder du entscheidest dich gar nichts zu essen, weil du rundum zufrieden bist.

Bis du an diesen Punkt angelangt bist, kann es manchmal heftig sein und es können auch mal Zweifel aufkommen. Das ist ganz normal. Vor allem, wenn du jahrelang oder sogar jahrzehntelang Diäten gemacht hast und es für dich zur Gewohnheit geworden ist, zu verzichten. Auf einmal sollst du dir alles erlauben und das essen, was du möchtest. Das ist schon krass, aber gleichzeitig wunderschön.

Wenn du dich damit überfordert fühlst, kannst du Schritt für Schritt an die Sache heran gehen und dich erst einmal um die Lebensmittel kümmern, die dich am meisten beschäftigen. Bei dem einen geht es vielleicht schneller, an dem anderen musst du eventuell etwas länger arbeiten. Das ist völlig in Ordnung. Lass dir so viel Zeit, wie du brauchst. Es gibt keinen festgesetzten Zeitpunkt, zu dem du fertig sein musst. Gehe in deinem eigenen Tempo voran.

Mach dir auch keine Sorgen, wenn du in dieser Phase etwas zunimmst. Ich selbst habe damals auch zugenommen. Sobald du diesen Schritt überwunden hast, kannst du bewusst gesunde Entscheidungen treffen und es kann sein, dass dein Gewicht dann langsam wieder sinken wird. Mit dem Thema Gewicht beziehungsweise dem Wohlfühlgewicht beschäftigen wir uns später im Buch intensiver. Das steht im Moment nicht im Vordergrund.

Sei trotzdem achtsam

Eine Sache ist in dieser Startphase unbedingt zu beachten: Es geht nicht darum, einfach alles in sich hineinzuschaufeln und zu denken, du isst jetzt einfach tonnenweise Eiscreme, ganz egal, wie es dir geht. Bitte nicht! Es ist nämlich von großer Bedeutung, dass du trotzdem beobachtest, wie du dich fühlst. Überlege vorher, ob du wirklich Lust auf ein Eis hast, und triff bewusst die Entscheidung, es dir zu nehmen. Entscheide auch bewusst, welches Eis du essen möchtest und wie groß es sein soll. Und dann: Genieße es! Genieße es in vollen Zügen und jeden einzelnen Bissen.

Danach geht es direkt weiter. Beobachte wieder, wie es dir geht. Geht es dir gut? Geht es dir vielleicht sogar besser als vorher? Oder schlechter? Ist dir flau im Magen? War es vielleicht doch etwas zu süß? Oder war es genau das Richtige?

Achte auch darauf, wie sich deine Ernährung langfristig auf deinen Körper auswirkt. Dass du ein Lebensmittel nicht gut verträgst, muss sich nicht nur darin äußern, dass dir übel wird oder ein starkes Völlegefühl aufkommt. Es kann auch sein, dass es sich durch Hautunreinheiten bemerkbar macht. Ich bekomme zum Beispiel kleine Pickelchen im Gesicht, wenn ich zu viel Süßkram esse, und merke daran, dass es mir einfach nicht guttut. Oder du erkennst es daran, dass du dich müde und energielos fühlst. Es gibt so viele Faktoren, die dabei eine Rolle spielen. Behalte dich selbst einfach immer gut im Blick.

Das ständige und achtsame Beobachten ist also ganz wichtig in dieser Phase. Dadurch kannst du bald bewusst gesunde Entscheidungen treffen und auch mal bewusst und freiwillig Nein zu etwas sagen, das du im Moment nicht brauchst. Das war für mich früher unvorstellbar. Aber glaub mir, es ist machbar!

Und weißt du, was das Beste daran ist? Es wird nie langweilig! Selbst nach mehreren Jahren des intuitiven Essens freue ich mich immer wieder darüber, dass ich mich freiwillig und aus eigener Überzeugung für die gesündere Alternative entscheiden kann. Es fühlt sich überhaupt nicht wie ein Verzicht an, sondern wie eine Wohltat. Warte ab! Du wirst selbst sehen, was ich damit meine.

Bewusstes und achtsames Essen

Um deinen Körper wieder kennenzulernen, musst du dich eine Zeit lang intensiv mit ihm beschäftigen. Du musst ständig beobachten, in dich hineinhören und achtsam sein.

Bei Diäten entstehen häufig Stress und Druck, was sich negativ auf dein Essverhalten auswirken kann. Stress und Druck haben beim Essen allerdings nichts zu suchen. Jede Mahlzeit soll ein Genussmoment sein, mit dem du deinem Körper etwas Gutes tust. Versuche ab sofort, immer in Ruhe und ohne Ablenkung zu essen. Iss außerdem langsam und achtsam. Bis das Sättigungsgefühl einsetzt, braucht es ungefähr 20 Minuten. Lass deinem Körper Zeit, die Mahlzeit zu realisieren. Und nicht vergessen: Genieße! Bist du bereit für meine praktischen Tipps zur Umsetzung?

Iss ohne Ablenkung

Dazu möchte ich dir erst eine kleine Geschichte erzählen. Die Quelle ist unbekannt, vermutlich aus dem Zenbuddhismus.

Ein buddhistischer Meister wurde einmal gefragt, warum er trotz seiner vielen Beschäftigungen immer so glücklich sein könne.

Er sagte: „Wenn ich stehe, dann stehe ich, wenn ich gehe, dann gehe ich, wenn ich sitze, dann sitze ich, wenn ich esse, dann esse ich, wenn ich liebe, dann liebe ich ..."

Dann fielen ihm die Fragesteller ins Wort und sagten: „Das tun wir auch, aber was machst Du darüber hinaus?"

Er sagte wiederum: „Wenn ich stehe, dann stehe ich, wenn ich gehe, dann gehe ich, wenn ich sitze, dann sitze ich, wenn ich esse, dann esse ich, wenn ich liebe, dann liebe ich …"

Wieder sagten die Leute: „Aber das tun wir doch auch!"

Er aber sagte zu ihnen: „Nein – wenn ihr sitzt, dann steht ihr schon, wenn ihr steht, dann lauft ihr schon, wenn ihr lauft, dann seid ihr schon am Ziel."

Achtsamkeit zu lernen bedeutet, immer wieder zu versuchen, im Hier und Jetzt zu sein. Mit der zunehmenden Gelassenheit treten innere Sorgen und Kämpfe, die uns möglicherweise zur Verzweiflung führen, in den Hintergrund. Versuche so oft es geht, den jetzigen Augenblick wertfrei anzunehmen. Das gilt für alle Lebenssituationen. Und in diesem Buch vor allem für das Essen.

Wenn du isst, dann isst du.

Suche dir einen ruhigen Platz, an dem du dich wohl fühlst. Schalte deinen Fernseher aus und lege dein Handy zur Seite. Konzentriere dich voll und ganz auf den Geschmack, auf die Konsistenz und auf deine Körperreaktionen.

Ich habe früher immer vor dem Fernseher gegessen. Und wenn nicht, dann hatte ich mein Handy in der Hand. Dadurch habe ich oft unbewusst gegessen, sodass der Teller plötzlich leer war, ohne dass ich wahrnahm, wie viel ich gegessen hatte. Vielleicht kennst du auch die Situation im Kino, in der du während des Films Popcorn knabberst und plötzlich mit den Fingern den Boden der Tüte berührst: „Huch, habe ich schon alles aufgegessen?"

Durch die Ablenkung passiert das Essen nebenher. Du kannst dich nicht intensiv auf den Geschmack und die Konsistenz konzentrieren, du kannst nicht darauf achten, wie viel und wie schnell du isst, und du kannst die Sättigung nicht wahrnehmen. Eine mega Geschmacksexplosion? Nö! Ein absoluter Genussmoment? Fehlanzeige.

Die Umstellung, NUR zu essen, wenn ich aß, war gar nicht so leicht. Teilweise wurde mir langweilig und es kam mir vor, als würde es ewig dauern. Trotzdem machte ich es immer wieder. Ich wollte es lernen und es funktionierte.

Heute liebe ich es, ohne Ablenkung zu essen. Das Essen ist für mich ein Genuss, den ich dadurch intensiv wahrnehmen kann. Ich schmecke mehr, kann meine Sättigung besser spüren und merke, wie viel ich esse.

Natürlich darfst du immer noch dein Popcorn während des Films naschen und eine Nachricht schreiben, während du isst. Das mache ich auch. Es sind nur Ausnahmen geworden. Es ist dein Leben, es gibt keine Regeln. Tu das, was sich für dich richtig anfühlt.

Wechsle die Seiten

Es ist ein Automatismus, die Gabel zum Mund zu führen. Das geht wie von allein, ohne dass du dich dabei konzentrieren musst. Aus diesem Grund lässt du dich leicht ablenken und es kann passieren, dass du immer weiterisst, ohne es bewusst wahrzunehmen. Um dich in solch einer Situation wieder auf das Essen zu konzentrieren, wechsle die Seiten und nimm die Gabel in deine nicht dominante Hand. Dadurch unterbrichst du den Automatismus und kannst dich noch besser darauf konzentrieren, was du isst.

Lege das Besteck beiseite

Vielleicht kennst du das: Während du noch kaust, belädst du die Gabel schon wieder. Mit der vollen Gabel vor dem Mund wartest du, bist du heruntergeschluckt hast. Dann nimmst du sie in den Mund, beginnst zu kauen und belädst deine Gabel währenddessen wieder erneut.

Versuche ab sofort, deine Gabel erst dann zu beladen, wenn du runtergeschluckt hast. Nimm den Bissen in den Mund und kaue achtsam. Konzentriere dich voll und ganz auf das Essen und den Geschmack in deinem Mund. Erst, wenn du heruntergeschluckt hast, befüllst du deine Gabel erneut. Zwischendurch kannst du das Besteck auch mal zur Seite legen. Richtig stressfrei. Das Essen rennt dir nicht davon.

Dieser Tipp ist einfach, aber extrem effektiv. Du isst dadurch achtsamer, bewusster und langsamer. Je öfter du darauf achtest, desto schneller wird es zur Gewohnheit. Irgendwann isst du ganz automatisch langsam und genüsslich. Schnelles Essen fühlt sich unangenehm und stressig an.

Natürlich ist es kein Muss, das Besteck zwischendurch zur Seite zu legen. Vor allem, wenn du großen Hunger hast, ist es normal, dass du zu Beginn schnell isst. Das ist vollkommen in Ordnung. Sobald du Ruhe, Zeit und Lust hast, achte darauf und versuche es.

Iss an deinem Platz

Merke dir: „Wenn du isst, dann isst du."

Das bedeutet auch, dass du während des Essens nicht laufen solltest. Für mich war es sehr wichtig, mir das Essen während des Laufens abzugewöhnen. Vielleicht kennst du das auch: Du suchst dir einen leckeren Snack aus dem Kühlschrank aus und beginnst schon zu naschen, während du auf dem Weg zum Sofa bist. Oder du trägst gerade deinen Teller mit dem Mittagessen an deinen Platz und schon huscht eine Gabel in deinen Mund, während du läufst. Mir ist das damals nie aufgefallen. Es passierte wie von allein und völlig unbewusst. Dadurch nahm ich hier und da immer mal wieder einen Snack zu mir, ohne es bewusst wahrzunehmen und ohne es zu genießen. Das ist wirklich schade. Denn jeder noch so kleine Snack könnte ein absoluter Genussmoment sein.

Gewöhne dir an, erst mit dem Essen zu beginnen, wenn du deinen Platz eingenommen hast.

Wenn du läufst, dann läufst du. Wenn du isst, dann isst du. Genieße jeden Moment, nimm den Druck raus, lass dir Zeit und mache dir ein schönes Leben.

Genieße jeden Bissen

Vor allem durch meine Diäten hat es sich entwickelt, dass ich meine Mahlzeiten immer als Ganzes betrachtet habe. Das kam daher, weil ich häufig Apps verwendete, in die ich vor dem Essen die Nahrungsmenge oder die Anzahl der Kalorien einpflegte. Ich entschied mich beispielsweise dazu, jetzt zwei Teller Spaghetti zu essen. Pro Teller waren sogar noch zwei Teelöffel Parmesan drin. Das passte in meinen Plan und ich war hungrig. Somit aß ich meine zwei Teller Spaghetti mit Parmesan. Ich aß sie, auch wenn ich zwischendurch schon satt war. Ich aß auch den Parmesan, selbst wenn ich nicht wirklich Lust darauf hatte. Denn „es war ja eh schon eingetragen". Oder „so viel darf ich jetzt essen, dann nutze ich das auch aus."

Damit ist jetzt Schluss! Genieße deine Mahlzeit nicht als Ganzes, sondern jeden einzelnen Bissen! Jede Gabel, jeder Löffel und jeder Schluck ist es wert, einzeln wahrgenommen zu werden.

Überlege nicht erst nach der gesamten Portion, ob du satt bist, sondern beobachte es immer wieder zwischendurch. Nach jedem Bissen kannst du darauf achten, wie sich dein Hunger- und Sättigungsgefühl verändert. Jeder Bissen ist wertvoll.

Genieße auch die Getränke

Nicht nur deine Mahlzeiten solltest du bewusst wahrnehmen und achtsam genießen. Getränke sind ebenso ein großer Bestandteil deines Essverhaltens. Jede Tasse Kaffee, jedes Glas Cola und jeder Becher Tee hat es verdient, achtsam genossen zu werden. Mache jedes einzelnes Getränk zu einem weiteren Genussmoment in deinem Alltag.

Wo wir schon beim Thema Trinken sind, möchte ich kurz etwas genauer darauf eingehen.

Den Durst zu erkennen, ist noch mal eine ganz andere Herausforderung, als den Hunger. Durst ist ein spätes Signal für einen Wassermangel im Körper und wird leicht mit Hunger verwechselt. Das kann schnell verwirren und deine intuitive Ernährung durcheinanderbringen. Das Trinken ist ein wichtiger Punkt, der für deine Gesundheit essenziell ist und deine intuitive Ernährung vollkommen macht.

Wenn du nur auf dein Durstgefühl vertrauen würdest, würdest du wahrscheinlich viel zu wenig trinken, denn zu diesem Zeitpunkt besteht der Wassermangel schon. Einen Teil der benötigten Flüssigkeit nehmen wir durch Nahrung zu uns. Trotzdem sind wir Menschen auf eine regelmäßige Flüssigkeitszufuhr angewiesen. Etwa 30 bis 40 Milliliter pro Kilogramm

Körpergewicht sollten wir täglich zusätzlich zu uns nehmen.

Perfekte Durstlöscher und Flüssigkeitslieferanten sind Wasser und ungezuckerter Tee. Dabei gilt, wie auch beim Essen: Nichts ist verboten. Mal einen Softdrink, einen Milchshake oder einen Eistee zu trinken, ist völlig in Ordnung.

Ein Indikator für eine ausreichende Flüssigkeitszufuhr ist die Farbe des Urins, die bestenfalls hellgelb sein sollte. Beobachte das in nächster Zeit und sorge dafür, dass du immer genug trinkst.

Genug und regelmäßig zu trinken kannst du dir angewöhnen. Ich empfand es damals als recht anstrengend und es fiel mir schwer, ausreichend zu trinken. Was ich dir jetzt raten kann?

- Hab immer eine Wasserflasche bei dir
- Verteile überall Wassergläser
- Klebe Post-its an den Computer
- Stelle mehrmals täglich den Wecker

Ich finde es auch heute noch hilfreich, meine Trinkgefäße immer mal wieder auszutauschen und mehrere zur Verfügung zu haben. Im Moment habe ich beispielsweise eine Karaffe mit Glasstrohhalm, die ich immer wieder mit Wasser fülle. Außerdem habe ich eine 1-Liter-to-go-Flasche, die ich unterwegs und auch zuhause nutze. Verschiedene Gläser, Flaschen und Strohhalme empfinde ich als sehr hilfreich, damit das Trinken nie langweilig wird. Zusätzlich kannst du dein

Wasser mit Geschmack verfeinern. Schneide dir beispielsweise ein Stück Zitrone, Gurke, Limette oder Ingwer in dein Wasser. Wie wäre es mit ein paar frischen Früchten? Gefrorene Früchte geben nicht nur einen leckeren Geschmack ab, sie sind außerdem perfekte Eiswürfel für warme Sommertage, die deinem Wasser wundervolle Farben verleihen. Auch Tee ist eine gute Möglichkeit, Abwechslung zu erhalten. Du kannst ihn heiß, warm oder sogar kalt trinken. Im Sommer mache ich mir immer einen großen Topf mit Tee fertig, fülle ihn in schöne Gefäße und stelle sie in den Kühlschrank. Ein paar Eiswürfel dazu und schon hast du ein leckeres Erfrischungsgetränk.

Achtsam essen in Gesellschaft

Essen in Ruhe ist wichtig. Das bedeutet aber nicht, dass Essen in Gesellschaft schlecht ist. Essen bedeutet so viel mehr als nur Nahrungsaufnahme. Essen bedeutet auch Lifestyle, Gemeinschaft, Freude, Genuss und vieles mehr. In Gemeinschaft kann es, ganz im Gegenteil, sogar wundervoll sein - zusammen Zeit verbringen, leckeres Essen genießen und tolle Gespräche führen. Vielleicht unterhältst du dich dabei sogar über das Essen. Das kannst du immer mal wieder ausprobieren, es ist nämlich sehr hilfreich, um zu lernen, sich trotz des Trubels von außen auf das Essen zu konzentrieren. Sprich an, wie gut es dir schmeckt, was dir an der Konsistenz auffällt oder an den Farben. Außerdem ist das Essen in Gemeinschaft gut geeignet, weil du automatisch kleine Pausen machst, um zuzuhören oder zu sprechen. Das gibt deinem Körper Zeit, eine Sättigung wahrzunehmen.

Bei der Arbeit kann es manchmal stressig zugehen. Da kann es schon mal zur Herausforderung werden, in Ruhe und in entspannter Gesellschaft zu essen. Manchmal macht es total Spaß, dabei mit den Kollegen zu plaudern und zu lachen. Manchmal möchte man aber einfach seine Ruhe haben.

Als ich meine Mittagspausen in der Uni verbrachte, merkte ich, dass mir das nicht gefiel. Die Studenten sprachen pausenlos über die Vorlesungen, über Prüfungen und anderen Unikram. Für mich war das Stress pur. Also entschloss ich mich eines Tages, vor dem Essen eine kleine Runde spazieren zu gehen. Meist allein und nur für ein paar Minuten. Das half mir ungemein, abzuschalten und eine Pause vom Alltag zu bekommen. Erst dann, als ich ausgeglichen wieder in die Uni kam, begann ich ganz in Ruhe zu essen.

Egal wie, versuche dich zu entspannen und herunter zu fahren. Mach dir einen kleinen Genussmoment daraus. Und wenn deine Kollegen dir dabei etwas erzählen, was dich innerlich stresst, sag ihnen das ganz lieb oder wechsle das Thema. Tu das, was dir guttut! Das ist ganz wichtig.

Finde für dich heraus, wie es dir beim Essen geht. Magst du es, in Gesellschaft zu essen? Oder isst du lieber allein? Was empfindest du als angenehm und in welcher Atmosphäre kannst du gut mit deinem Körper arbeiten?

Wenn ich in Gesellschaft esse, mag ich persönlich es am liebsten, wenn dabei eine ruhige und angenehme Atmosphäre herrscht. Mitten im Trubel und bei großer Lautstärke zu essen, empfinde ich mittlerweile als unangenehm und anstrengend.

Dein neuer Geschmack

Du wirst in nächster Zeit sehr achtsam sein und ständig beobachten, wie dir das Essen schmeckt und wie du dich dabei fühlst.

Es ist gut möglich, dass du dabei erkennst, dass dein Geschmack und deine Vorlieben ganz anders sind, als du bisher dachtest.

Probiere neue Lebensmittel

Um deinen persönlichen, neuen Geschmack herauszufinden, musst du verschiedene Dinge ausprobieren. Du kannst nicht wissen, was du magst und was nicht, wenn du es nicht bewusst probierst.

Ich dachte früher immer, ich mag keinen Rosenkohl. Das letzte Mal aß ich ihn mit sieben Jahren. Nun gut, welches Kind mag schon Rosenkohl? Jedenfalls probierte ich es seither nie wieder und war auch immer der Meinung, dass ich ihn nicht mag. Als ich mit dem intuitiven Essen begann, probierte ich alles achtsam aus und traute mich sogar an Rosenkohl heran. Ich war der festen Überzeugung, dass ich ihn werde ausspucken müssen - doch so war es nicht! Er schmeckte mir sogar total lecker! Du glaubst gar nicht, wie erstaunt ich darüber war.

Genauso war es auch andersherum. Ich war beispielsweise immer der festen Überzeugung, dass ich die Eissorte „Cookies" am allerliebsten mag. Wann auch immer ich ein Eis bestellte, es war mindestens eine Kugel „Cookies" darunter. Als ich durch das intuitive Essen achtsam wurde und neue Dinge ausprobierte, war mir eines Tages nach Zitroneneis zumute. Es wunderte mich etwas, denn ich mochte es nie besonders und empfand es bisher als sauer. Ich dachte immer: „Wenn schon Eis, dann auch ein richtiges!" - was auch immer das bedeuten sollte. Eines Tages reizte es mich, eine Kugel Zitroneneis zu bestellen und es achtsam zu probieren. Und wer hätte das gedacht! Ich merkte, wie leicht und erfrischend Zitroneneis schmeckte. Das tat in dem Moment so unglaublich gut!

Iss also nicht nur deine bisher liebsten Lebensmittel - sei mutig und teste neue Lebensmittel aus, neue Rezepte und neue Gewürze. Versuche frische, nährstoffreiche Gerichte zu kochen, probiere es Gemüse mit leckeren Kräutern zu verfeinern und bereite Salate mit schmackhaften Dressings zu. Du wirst dabei so viel über dich lernen und merken, wie wundervoll nährstoffreiche und frische Mahlzeiten sein können.

Ich empfehle dir, im Internet nach verschiedenen Rezepten zu stöbern. Es gibt tolle Apps, in denen jeder seine Rezepte austauschen kann. Auch Instagram empfinde ich als eine tolle Möglichkeit, um sich inspirieren zu lassen. Sei neugierig und offen für Unbekanntes. Auch wenn du denkst: „Hm, ich weiß nicht so recht, ob mir das schmecken würde" - probiere es aus! Wie sagt man so schön? „Probieren geht über Studieren!" Wenn es dir im Nachhinein wirklich nicht schmeckt, auch gut. Es ist genauso wertvoll zu wissen, was du nicht magst.

Es wird mit Sicherheit einige Male vorkommen, dass du sagst: „Wow. Das ist eigentlich echt lecker. Und vor allem fühle ich mich danach voll gut. Ich bin satt, zufrieden, habe keine Lust auf einen Nachtisch. Genial!" Oder du sagst: „Witzig, ich hatte den Geschmack ganz anders in Erinnerung."

Selbst heute macht es mir unheimlich viel Spaß, neue Gerichte auszutesten. Manchmal koche ich einfach frei Schnauze und haue alles in den Topf, worauf ich gerade Lust habe. Mein Freund und ich sagen bei solchen Aktionen vorher immer: „Wenn's nichts wird, bestellen wir eine Pizza."

Lass alte Glaubenssätze los

Es ist gut möglich, dass du über die Zeit hinweg Glaubenssätze gebildet hast, von denen du momentan überzeugt bist, obwohl sie gar nicht mehr in dein Leben passen. Wenn du langfristig glücklich sein möchtest, musst du deine Gedanken und deine Gefühle immer wieder hinterfragen. Höre niemals auf zu kontrollieren, ob es dir damit gut geht. Stimmt dieser Glaubenssatz? Was steckt dahinter? Passt er zu dir? Macht er dich glücklich? Hindert er dich? Was bewirkt er in dir? Möchtest du ihn behalten? Oder lässt du ihn lieber los?

Ich möchte dir zur Verdeutlichung ein paar Beispiele von mir geben. Lange Zeit hatte ich drei krasse Glaubenssätze, an denen ich festhielt. Der starke Glaube an sie hinderte mich daran, meinen persönlichen Geschmack zu finden. Sie lauteten wie folgt:

- „Ich könnte mich den ganzen Tag nur von süßen Dingen ernähren."
- „Salat schmeckt fast nach nichts und macht mich nicht wirklich satt."
- „McDonald's oder Burger King gehen immer."

Ich sprach diese Sätze so oft laut aus und war immer der vollen Überzeugung, dass dies die Wahrheit ist. Schauen wir uns das mal genauer an.

„Ich könnte mich den ganzen Tag nur von süßen Dingen ernähren."
Vielleicht denkst du das bisher auch. Vielleicht ist es sogar wahr und du magst süße Dinge einfach richtig gern. Hinterfrage das nur mal, probiere es achtsam aus und gib dir selbst eine Chance herauszufinden, ob es tatsächlich stimmt. Ich habe es damals also eine Zeit lang gemacht. Ich habe mich von all den süßen Dingen ernährt, von denen ich dachte, dass ich sie essen will. Nutellabrot zum Frühstück, Milchreis mit Zimt und Zucker zum Mittagessen, süße Pizza zum Abendessen. Anfangs war das richtig genial! Endlich mal einfach den ganzen Tag nur süße und fettige Dinge essen! Mega! Doch schnell habe ich gemerkt, dass mein Glaubenssatz gar nicht stimmt. Mir ging es überhaupt nicht gut dabei. Ich war nach meinen Mahlzeiten zufrieden, doch kurz darauf klopfte der Heißhunger an die Tür. Ich hatte nie das Gefühl, dass ich genug habe. Es war, als ob mir ständig etwas fehlte. Außerdem fühlte ich

mich aufgebläht und schlapp und ich bekam unreine Haut und Pickel. Ich fühlte mich einfach nicht wohl. - Ja klar! Mir haben ganz einfach wichtige Nährstoffe gefehlt. Als ich das merkte, probierte ich im Gegenzug frische, nährstoffreiche Mahlzeiten aus. Ich bereitete mir beispielsweise einen Ofen-Feta mit frischen Tomaten, Pilzen, Olivenöl und leckeren Gewürzen zu. Wow! Das tat plötzlich so gut. Ich fühlte mich voller Energie, wollte Bäume ausreißen und lachend durch die Bude tanzen. Ich wollte dieses Gefühl immer öfter, also kochte ich mir immer häufiger nährstoffreiche Gerichte und merkte kontinuierlich, was für positive Auswirkungen sie auf meinen Körper haben.

Wenn mich heute jemand fragt, kann ich nicht mehr behaupten, dass ich mich den ganzen Tag von süßen Dingen ernähren könnte. Wobei, können ja, aber wollen nicht.

Wichtig ist nur, dass du immer wieder solche starken Glaubenssätze hinterfragst, bevor sie sich verfestigen. Wie gesagt, das muss bei dir nicht genauso passieren. Es ist nur ein persönliches Beispiel von mir. Um das Ganze etwas transparenter zu gestalten, gehe ich auch noch auf meine anderen beiden Glaubenssätze ein.

„Salat schmeckt fast nach nichts und macht mich nicht wirklich satt."

Salat war bei mir lange Zeit das Diätlebensmittel überhaupt. Er hat wenig Kalorien, Punkte, Kohlenhydrate, Fette, was auch immer. Folglich passt er in so gut wie jeden Diätplan. Salat war für mich immer erlaubt. Deswegen war er auch nie reizvoll oder besonders. Ganz im Gegenteil, Salat war schon fast negativ behaftet: „Oh Mann, ich muss einen Salat essen, sonst nehme ich zu." Oder: „Soll ich nicht doch lieber einen Salat essen? Sonst nehme ich ja nie ab." Ich aß Salat niemals freiwillig und hatte auch nie Lust darauf. Ich wollte Pizza, Schoki oder Nudeln und ersetzte alles mit Salat. Wenn ich mit meinen Freunden im Restaurant saß, bestellten alle wahnsinnig leckere Gerichte - ich aß nur Salat. Ich fand das immer richtig doof und war der Meinung, dass Salat nicht wirklich zufrieden machen kann. „Schmeckt ja nach nichts." Ich muss zugeben, es hat eine ganze Zeit gedauert, bis ich mich freiwillig wieder an einen Salat herantraute. Weißt du, wie ich das dann gemacht habe? Ich habe mir nicht so einen Salat gemacht, wie ich ihn zuvor immer aß, also grünen Salat mit Tomaten, Gurken und leichtem Essig-Öl-Dressing, sondern ich machte mir einen richtig großen nährstoffreichen Salat. Ich garnierte ihn mit warmen Pilzen, frischen Tomaten, etwas Feta, Salatkernen und bereitete ein leckeres Joghurt-Dressing mit frischen Kräutern zu. „WOW! Salat kann abgefahren lecker sein", dachte ich damals. Heute ist es sogar mein Lieblingssalatrezept. Also ja! Salat kann richtig gut schmecken, satt machen und zufriedenstellen.

Wenn ich heute mit Freunden im Restaurant bin, kommt es nicht selten vor, dass meine Freunde Pizza bestellen und ich einen Salat. Wie früher? Nein! Denn ich entscheide mich bewusst und freiwillig für einen

Salat. Weil er lecker schmeckt, weil ich Lust darauf habe und weil er mir in dem Moment guttut. Und klaro! Natürlich bestelle ich genauso gern auch Pizza und Nudeln. Einfach immer das, wonach mein Körper gerade verlangt. Ich entscheide wortwörtlich aus dem Bauch heraus.

„McDonald's oder Burger King gehen immer"
Als ich eines Tages die Werbung von meinem Lieblingsburger im Fernsehen sah, sagte ich zu meinem Freund, dass wir unbedingt zu diesem Fast-Food-Restaurant müssten. Ich hatte damals schon längere Zeit nicht mehr bei jener Fast-Food-Kette gegessen, weswegen ich mich darauf freute wie ein kleines Kind. Ich hatte diesen Burger unfassbar lecker und genial in Erinnerung. Endlich wurde der Burger auf mein Tablett gelegt, ich lief zum Tisch, öffnete die Packung und da stieg mir dieser genial duftende Burgergeruch entgegen. „Wow!", dachte ich. Doch beim zweiten Blick empfand ich ihn schon als etwas lätschig. Na ja, das war ja auch das, was ich sonst immer so cool daran fand. Ich nahm ihn also, in Vorfreude auf den leckeren Geschmack, mit beiden Händen hoch ... da sah ich, wie feucht die Pappschachtel vom triefenden Fett des Burgers war. „Egal!", dachte ich mir. Ich biss hinein und erwartete eine Geschmacksexplosion. Ich war so enttäuscht! Der Burger war so fettig, dass er tropfte, das Patty war matschig und der Käse hatte kaum Geschmack. Nach der Hälfte des Burgers war ich so traurig, dass ich ihn wieder ablegte und nicht

weiteressen wollte. Das war's mir einfach nicht wert. Danach war mir etwas schlecht und er lag mir schwer im Magen. Dieser Moment war zwar enttäuschend, hat mir aber die Augen geöffnet.

Selbst nachdem ich dort noch ein paarmal verschiedene Burger ausprobiert hatte, schmeckten sie mir nicht mehr. Ich fand das damals total verrückt. Früher waren diese Burger so etwas Reizvolles für mich. Sie waren immer verboten und wenn ich sie doch mal aß, war es stets eine besondere Ausnahme. Wenn ich früher in einem Fast-Food-Restaurant war, habe ich unglaublich viel gegessen und das schlechte Gefühl dabei gar nicht wahrgenommen. Echt krass, wenn man bedenkt, dass das alles in meinem Kopf stattfand.

Jetzt, nachdem ich auf meinen Körper höre und darauf, was mir guttut, sage ich nur in den seltensten Fällen, dass ich Fast Food essen möchte. Wenn ich Lust auf einen Burger habe, dann mache ich ihn mir entweder selbst oder gehe in ein Burger-Restaurant, bei dem die Burger mit knackigen, frischen Zutaten belegt sind und das Patty allein schon ein purer Genuss ist. Das ist für mich mittlerweile Lebensqualität.

Emotionaler Hunger

Wenn ich bei Instagram über das intuitive Essen spreche, erzähle ich häufig von „körperlichem Hunger" und von „emotionalem Hunger".

Wenn du schon ein bisschen über das intuitive Essen recherchiert oder vielleicht auch schon Bücher darüber gelesen hast, hast du vielleicht festgestellt, dass hierfür unterschiedliche Ausdrücke verwendet werden. Man spricht von „emotionalem und körperlichem Hunger", „Mund- und Magenhunger", „Kopf- und Körperhunger" und so weiter. Andere Begriffe, gleiches Thema. Ich nenne es gern „emotionalen und körperlichen Hunger", weil es vor allem für mich und meine damalige Situation am besten passt und sie am besten beschreibt.

Also, was ist das denn überhaupt?

Dazu erzähle ich dir etwas von mir: Als ich damals mal wieder an den Diäten verzweifelte und nach einer neuen Methode suchte, stieß ich auf die skurrilsten Produkte. Es gab zum Beispiel Tabletten, die man vor dem Essen schlucken musste, damit sie im Magen aufgehen und man das Gefühl bekam, satt zu sein. Natürlich probierte ich es aus. Ich tat alles, um endlich abzunehmen.

Neben dem Fakt, dass es völlig ungesund und einfach nicht richtig ist, dem Körper das anzutun und so gegen ihn zu arbeiten, bringt das alles nichts, wenn du es mit emotionalem Hunger zu tun hast, wie es bei der Mehrheit von uns der Fall ist. Beim emotionalen Hunger kann dein Magen richtig voll sein und dein Körper signalisiert dir eigentlich, dass er satt ist - trotzdem hast du Hunger. Denn der emotionale Hunger findet nur im Kopf statt! Wie oft war ich völlig vollgegessen und hatte so eine unglaubliche Lust auf ein Eis. Oder ich habe zu Mittag gegessen und gleichzeitig schon an das Abendessen gedacht. Ich hatte ständig Hunger. Vielleicht geht es dir manchmal auch so? Dann lies unbedingt weiter. Das emotionale Essen ist eins der wichtigsten Themen beim intuitiven Essen und der Grund, der so viele davon abhält, ihr Wohlfühlgewicht zu erreichen.

Es geht hierbei um das Essen aus emotionalen Gründen. Man versucht damit, negative Gefühle zu betäuben oder sich von ihnen abzulenken. Der emotionale Hunger hat also nichts mit richtigem, körperlichem Hunger zu tun, kann sich in dem Moment aber genauso anfühlen. Wenn es sich um emotionalen Hunger handelt, braucht dein Körper keine zusätzlichen Nährstoffe. Ihm geht's super und er ist völlig zufrieden. Isst du dann trotzdem, weil du emotionalen Hunger verspürst, hat dein Körper unnötige Arbeit. Du gibst ihm Energie und Kalorien, die er im Augenblick nicht braucht. Und was passiert dann? Er schiebt sie in die Fettreserven. Je nachdem, wie präsent dein emotionaler Hunger ist, kann das zu einer Zunahme oder auf Dauer sogar zu ungesundem Übergewicht führen. Außerdem hast du häufig das Gefühl, dich übergessen zu haben und kannst weder richtigen Hunger noch richtige Sättigung spüren. Es fühlt sich einfach nicht angenehm, locker und leicht an. Und das wollen wir vermeiden. Wir wollen, dass es dir immer gut geht und du im Einklang mit deinem Körper bist. Und dafür musst du dich vom emotionalen Essen lösen, um den körperlichen Hunger wieder zu erkennen.

Beim emotionalen Hunger besteht eine starke Verknüpfung zwischen Essen und Emotionen. Das bedeutet, dass dein emotionaler Hunger möglicherweise ständig aktiv ist. Wenn du das Gefühl hast, ständig ans Essen denken zu müssen und ständig Hunger zu haben, ist es ganz wichtig, dass du herausfindest, wann es sich dabei um emotionalen Hunger und wann um körperlichen Hunger handelt. Anschließend kannst du dich Schritt für Schritt vom emotionalen Hunger lösen und dich voll und ganz auf die Bedürfnisse deines Körpers konzentrieren.

> **Körperlicher Hunger:**
> Er entsteht durch ein Energiedefizit und kann durch vollwertiges Essen gestillt werden. Dein Körper braucht Nahrung. Durch die Aufnahme von Nährstoffen und Kalorien wird der körperliche Hunger gestillt.
>
> **Emotionaler Hunger:**
> Er kann nicht mit Essen gestillt werden. Dein Körper braucht keine Nährstoffe. Es handelt sich dabei viel mehr um einen seelischen Mangel. Dieser kann durch Selbstliebe und Selbstfürsorge gestillt werden.

Aus neurologischer Sicht sind mit der Zeit neue Nervenbahnen im Gehirn entstanden. Hast du negative Emotionen, entsteht der Drang zu essen. Diese Verknüpfung kann nur gelöst werden, wenn die Ursache gefunden und bearbeitet wird.

Emotionales Essen ist ein sehr häufiger Grund für eine Zunahme.

Irgendwann wird das Essen nicht mehr dein Kompensationsmittel für deine Emotionen sein, sondern ein purer Genuss. Du tust deinem Körper damit etwas Gutes, du nährst und versorgst ihn. Genau da wollen wir hin.

Bevor wir richtig loslegen, möchte ich noch erwähnen, dass der emotionale Hunger nicht immer etwas Schlechtes ist. Emotionaler Hunger ist in gewissen Maßen ganz normal und kann auch richtig toll sein und Spaß machen. Zum Beispiel macht es Spaß, im Kino zu sitzen und ohne körperlichen Hunger Popcorn zu naschen. Es macht auch Spaß, an seinem Geburtstag die Torte zu probieren oder ein Gläschen Sekt zu trinken. Diese Dinge werden dadurch nicht verloren gehen. Es geht viel eher darum, überhaupt erst einmal zu unterscheiden, wie sich emotionaler Hunger und wie sich körperlicher Hunger anfühlt. Dadurch lernst du deinen Körper besser kennen, kannst auf seine Bedürfnisse achten und weißt ganz genau, wann dein Körper wirklich Nährstoffe braucht und wann es sich nur um Appetit und Essen aus Spaß handelt. Dadurch kannst du bewusste Entscheidungen für dich und dein

Wohlbefinden treffen, ohne dass deine Emotionen dein Essverhalten ungewollt beeinflussen.

Erkenne emotionalen Hunger

Der körperliche, also der „richtige" Hunger, bei dem der Körper Nährstoffe braucht, um richtig arbeiten zu können, beginnt meist ganz leicht und steigert sich langsam.

Das fühlt sich bei jedem etwas anders an. Vielleicht erkennst du ihn an einem typischen Magenknurren, eine Leere im Magen, einem leichten Schwindelgefühl, Kopfschmerzen oder einem leichten Gefühl von Müdigkeit oder Kraftlosigkeit. Es kann sich anfangs auch nur sehr leicht zeigen, sodass du das Gefühl hast, dass deinem Körper einfach irgendetwas fehlt.

All diese Signale, die dein Körper dir sendet, welche auch immer auf dich zutreffen, sollen dir klar machen, dass der Körper jetzt nach Nährstoffen verlangt. Mach dir keine Sorgen, wenn du diese Anzeichen noch nicht spürst und wahrnimmst. Wir werden daran arbeiten. Dafür sitzt du hier mit diesem Buch in der Hand. Du bist auf dem richtigen Weg!

Der emotionale Hunger kommt plötzlich. Zum Beispiel während du auf dem Sofa sitzt und auf einmal überkommt dich das Gefühl: „Boah. Jetzt was essen wäre Hammer! Jetzt habe ich Hunger!" Diese Gedanken überkommen dich von jetzt auf gleich. Gerade eben sitzt du noch gemütlich auf der Couch und zack, Hunger! Der emotionale Hunger zeigt sich nicht durch körperliche Signale wie Magenknurren oder leichten Schwindel. Es spielt sich hierbei alles nur in deinem Kopf ab.

Die Auslöser können unterschiedlich sein. Häufig entsteht der emotionale Hunger durch bestimmte Situationen, wie Langeweile, Stress, Sorgen, aber auch Freude oder Glück. Vielleicht trifft nur eins davon auf dich zu oder auch alle und mehr. Vielleicht kommt der Hunger nur in einer bestimmten Situation. Wenn du den Grund kennst, kannst du daran arbeiten.

Lass uns herausfinden, was deine Auslöser für emotionalen Hunger sind. Es können sehr viele verschiedene Gründe dafür verantwortlich sein - bei mir war es damals so. Ich habe irgendwann aus allen möglichen Gründen gegessen, nur nicht aus richtigem Hunger. Lass uns meine größten Auslöser für emotionalen Hunger einmal genauer anschauen. Dabei möchte ich dir auch verschiedene Esstypen vorstellen.

Finde die Auslöser für deinen emotionalen Hunger

Wie schon gesagt ist der emotionale Hunger etwas Individuelles. Es kann gut sein, dass du ganz viel aus meiner Erfahrung bei dir wiedererkennst. Das musst du aber nicht. Vielleicht läuft es auch nur ähnlich ab oder völlig anders. Ich möchte dir meine persönlichen Beispiele weitergeben, um dich zu inspirieren. Vielleicht werden dir dadurch Dinge an deinem

Essverhalten klar, die du vorher gar nicht gesehen hast. Dabei wünsche ich dir schon jetzt eine Menge Spaß!

Langeweile-Esser

Langeweile war bei mir früher der häufigste Auslöser für emotionales Essen. Manchmal sogar mehrmals täglich. So sah das dann beispielsweise aus:

Ich sitze auf dem Sofa vor dem Fernseher und in mir steigt ein Gefühl von Langeweile hoch. Dann denke ich ans Essen: „Hm, irgendwie habe ich Hunger." Ich gehe also zum Kühlschrank, schaue mir an, was so da ist, und nehme mir einfach etwas, was mir ins Auge springt und jetzt bestimmt lecker wäre. Während ich zurück zum Sofa laufe, beginne ich schon zu essen. „Joah, ganz lecker. Wirklich intensiv schmeckt es aber nicht und wirklich zufrieden macht es mich auch nicht. Zumindest ist mir aber nicht mehr langweilig." Danach habe ich in der Regel innerhalb kurzer Zeit erneut Lust auf irgendetwas zu essen, also beginnt das Spiel von vorn und ich laufe zum Kühlschrank. Irgendwann bin ich dann richtig voll, meist ist mir etwas übel, und dann kommt das schlechte Gewissen. „Hätte ich das jetzt wirklich essen müssen? Da hätte ich doch auch drauf verzichten können. Mann, ich muss mal etwas konsequenter sein. So werde ich ja nie abnehmen!"

Ich hatte ständig Lust zu essen, doch keine von meinen Mahlzeiten machte mich richtig zufrieden. Ich achtete nicht besonders auf meine Bedürfnisse, sondern nahm mir einfach das, was gerade so da war und lecker schmeckte. So ging das bei mir fast jeden Abend. Irgendwann wurde es sogar zum Automatismus. Sobald ich abends mit Jogginghose unter meiner Lieblingsecke auf dem Sofa saß, kam ganz von allein der Wunsch auf, etwas zu naschen - als würde mich jemand fernsteuern. Als ich mich dann mit dem intuitiven Essen beschäftigte und achtsam auf meinen Körper hörte, merkte ich, dass ich eigentlich gar keinen Hunger hatte, sondern dass es sich um pure Langeweile handelte, die ich damit umgehen wollte. Das war ein großer Schritt für mich.

Stress-Esser

Auch das Essen aus Stress kam bei mir sehr häufig vor. Wenn die Stresssituation eine Weile anhielt, zum Beispiel in Prüfungsphasen, nahm ich immer zu. Ich hatte das Gefühl, ständig essen zu können und nie richtig satt zu werden. Auch hierzu ein kleines Beispiel:

In stressigen Zeiten ging mir ständig durch den Kopf, dass ich noch so viel erledigen müsste, und ich wusste gar nicht, wo ich anfangen sollte. Das überforderte mich hin und wieder. Darauf folgte der automatische Blick in den Kühlschrank: „Ich muss jetzt erst mal was essen." So holte ich mir etwas heraus, was ich in dem Moment als gut empfand, und aß, bevor ich mich wieder meinen Aufgaben widmete. Auch naschte ich in Stresssituationen sehr viel zwischendurch. Hier mal ein bisschen Schokolade, da mal zwei Kekse und so weiter und so fort.

Das Essen war für mich in dem Moment eine kurze Ablenkung vom Stress. Eine kleine Hilfe, um runter zu kommen, durchzuatmen und meine Gedanken zu sammeln.

Frust-Esser

Das Essen aus Frust fühlte sich ganz ähnlich an. Das waren damals Situationen, in denen es mir vorkam, als würde nichts so funktionieren, wie ich es gerne hätte. Nichts lief so, wie geplant, und das machte mich traurig und ich war enttäuscht. So griff ich zum Essen, um meine Gefühle zu betäuben und mir einen positiven Moment zu bescheren. Genauso ging es mir auch, wenn ich mich allein fühlte, mich nach Liebe und Geborgenheit sehnte. In diesen Situationen konnte ich essen ohne Ende. Was auch immer mir in die Hände fiel, ich hatte das Gefühl, dass ich es im Moment brauchte.

Dies waren meine drei häufigsten Auslöser für emotionales Essen und sie begleiteten mich, neben vielen weiteren, täglich über mehrere Jahre hinweg.

Beobachte dein emotionales Essverhalten

Es gibt unheimlich viele Situationen, in denen der emotionale Hunger entstehen kann. Mit Sicherheit hast du auch hin und wieder damit zu tun. Jeder hat es schon erlebt und es wird auch immer wieder vorkommen, dass dich emotionaler Hunger erreicht.

In deinem Leben werden immer wieder stressige, schwierige oder nervenaufreibende Zeiten kommen. Dabei ist es nicht abwegig, dass der emotionale Hunger hin und wieder anklopft. Deswegen ist es unglaublich wichtig, dass du immer wieder beobachtest, wie es dir im Moment geht, was dich beschäftigt und was dir Sorgen bereitet, und dass du dir überlegst, was du dagegen tun kannst. Auch ist es essenziell zu lernen, mit dem emotionalen Hunger umzugehen. Es wäre ja doof, wenn du jedes Mal unkontrolliert zunimmst und aus dem Gleichgewicht des intuitiven Essens fällst, nur weil mal eine stressige Situation auf dich zukommt.

Also, wie machst du das am besten?

Beobachte in nächster Zeit dein Essverhalten. Sei achtsam, nimm dir Zeit, in dich zu hören und zu prüfen, wie es dir in dem Moment wirklich geht, wenn du zum Essen greifst:

- Hast du wirklich körperlichen Hunger?
- Braucht dein Köper aktuell Nährstoffe?
- Gibt es körperliche Anzeichen für richtigen Hunger?
- Hat sich der Hunger langsam aufgebaut oder kam er plötzlich?
- Besteht die Möglichkeit, dass du damit eigentlich etwas an deiner Situation oder deinem Gefühlszustand ändern willst?

Finde Lösungen für deine Gefühle

Ich war damals ein Langweile-Esser, ein Stress-Esser, ein Glücklich-Esser, ein Traurig-Esser... Ob es diese Begriffe wirklich gibt, bezweifle ich, aber du weißt, was ich meine. Ich habe ständig nur aus emotionalen Gründen gegessen und konnte dadurch irgendwann mein Hungergefühl gar nicht mehr spüren. So etwas wie ein Magenknurren gab es bei mir manchmal tagelang nicht. Und dann habe ich auch gar nicht mehr erkannt, wann ich satt war. Denn wenn ich keinen Hunger spüre, spüre ich auch keine Sättigung. Es gab meist nur die beiden Extreme: Total ausgehungert, sodass mir schlecht wurde oder total überfressen, wodurch mir auch wieder schlecht wurde. So etwas zwischendrin, wie ein angenehmes Sättigungsgefühl, gab es bei mir einfach nicht mehr.

Falls das bei dir im Moment ganz ähnlich ist - keine Sorge! Denn das kannst du wieder lernen. Und zwar, indem du erkennst, wann du emotionalen und wann du körperlichen Hunger hast.

Wenn du beispielsweise gelangweilt auf dem Sofa sitzt und dich auf den Weg zum Kühlschrank begibst, dann halte kurz inne und überlege, bevor du zur Kühlschranktür greifst: „Habe ich wirklich Hunger? Oder ist das die Langeweile, die mich steuert?" Allein dieser Gedankengang ist ein großer Schritt zum intuitiven Essen.

Wenn du dann noch einen Schritt weiter gehst, kannst du die Situation ändern. Vielleicht stellst du fest: „Halt mal, mein Körper braucht eigentlich gar nichts zum Essen. Er braucht keine Nährstoffe. Er braucht eigentlich nur etwas zu tun!" Dann ändere die Situation. Suche dir eine Beschäftigung, die dir jetzt guttut und Freude bereitet. Vielleicht möchtest du ein Bad nehmen, ein kleines Wellnessprogramm machen, mit einer Freundin oder einem Freund telefonieren oder spazieren gehen. Manchmal tut ein bisschen Bewegung wirklich gut. Bei mir führte oft das lange Sitzen auf dem Sofa dazu, dass ich mich träge und unmotiviert fühlte, was dann wiederum zum emotionalen Essen führte.

Probiere also aus, einfach mal aufzustehen und etwas zu tun, was dir im Moment Spaß machen könnte. Gerade wenn du das Gefühl hast, dass es, wie bei mir damals, schon zur Gewohnheit geworden ist, hilft es, diese gewohnte Situation zu unterbrechen und zu verändern. Du kannst zum Beispiel versuchen, dich einfach an einen anderen Platz zu setzen oder statt fern zu schauen ein Puzzle zu machen oder zu lesen. Gewohnheiten zu verändern braucht Zeit, und du musst diese immer und immer wieder durchbrechen, um sie los zu werden und eine neue Gewohnheit zu festigen. Keine Sorge, das Thema „Gewohnheiten verändern" besprechen wir später noch einmal ganz intensiv.

Schauen wir uns das Ganze zum Beispiel einmal beim Stress-Essen an. Hier kannst du ganz ähnlich reagieren. Wenn du unter Stress stehst und kurz davor bist zum Essen zu greifen, halte kurz inne und überlege:

- Stopp! Ist das vielleicht nur emotionaler Hunger?
- Findet das gerade nur in meinem Kopf statt?
- Ist es der Stress, der emotionalen Hunger auslöst?
- Oder braucht mein Körper wirklich Nährstoffe?

Setze dich kurz in Ruhe hin, nimm dir einen kleinen Moment für dich und atme einmal tief durch. Viel Zeit verlierst du damit nicht. Für dich und dein Wohlbefinden sollte immer genug Zeit sein.

Ich habe mir mittlerweile angewöhnt, mir täglich mehrmals kleine Momente zu nehmen, in denen ich ganz kurz entspanne. Das fängt schon morgens bei meiner Tasse Kaffee an. Ich stehe extra zehn Minuten früher auf, um ganz in Ruhe meinen Kaffee zu schlürfen und damit einen ersten Genussmoment in meinen Tag einzubauen. In diesem Moment bin ich einfach nur dankbar und genieße. Ich freue mich über meinen leckeren Kaffee und darüber, dass es mir gut geht. Im Laufe des Tages stehe ich immer mal wieder kurz in der Sonne oder am Fenster und genieße die warmen Sonnenstrahlen auf meiner Haut. Ich nutze jede Gelegenheit, mir etwas Gutes zu tun und Stress zu vermeiden. Das wirkt sich auch heute noch sehr positiv auf mein Stresslevel und mein Essverhalten aus.

Essen als Belohnung

Da ich speziell zum Thema Essen als Belohnung viele Fragen erhalte, möchte ich auf diesen Punkt noch einmal gesondert eingehen.

Nach einer unangenehmen oder anstrengenden Situation haben wir oft das Gefühl, uns belohnen zu wollen. Für unsere harte Arbeit und das, was wir geleistet haben, möchten wir etwas Tolles zurück bekommen. Häufig wird dafür das Essen verwendet. Es ist lecker, macht glücklich und ist in der Regel mit wenig Aufwand verbunden.

Wie ich über „Essen als Belohnung" denke ist eine Frage, die ich nicht in einem Satz beantworten kann, denn ich finde, in gewissen Maßen ist das völlig in Ordnung. Ein entspannter Restaurantbesuch mit Freunden oder eine ausgiebige Grillparty können wunderbar sein, um sich selbst etwas Gutes zu tun.

Allerdings ist die Grenze zum emotionalen Essen fließend. Schon als Kind wurde ich häufig mit Leckereien belohnt. Da war zum Beispiel der obligatorische Lolli, wenn ich beim Zahnarzt brav den Mund aufgemacht habe. Man hört so häufig Aussagen wie: „Heute hast du dies und das ganz toll gemacht. Zur Belohnung gibt's ein Eis.". Oder: „Wenn du jetzt ruhig sitzen bleibst, gibt es nachher ein Stück Kuchen." Diese kleinen Momente können das spätere Essverhalten sehr prägen. Lange Zeit hatte ich das Gefühl, mich nur mit Essen wirklich belohnen zu können.

Im Erwachsenenalter lief das dann zum Beispiel so ab: „Hach, war das ein harter Arbeitstag. Ich hatte ein schwieriges Gespräch mit meinem Boss. Zur Belohnung gönne ich mir ein deftiges Abendessen."

Wenn das Belohnen mit Essen für dich zur Normalität geworden ist und du das Gefühl hast, nur damit einen Ausgleich zum Alltag schaffen zu können, dann solltest du etwas daran ändern. Beim Belohnen mit Essen hörst du in der Regel nicht auf deinen Körper und seine Bedürfnisse (du hast in der Regel also keinen körperlichen Hunger), sondern du richtest dich nur danach, wonach dein seelischer, emotionaler Hunger ruft.

Dabei gibt es viele andere, wunderschöne Dinge, mit denen du dich belohnen kannst, die nichts mit dem Essen zu tun haben. Das Einfachste ist: genieße das Ergebnis!

Dieser Punkt klingt sehr banal, kann aber wunderschön sein. Ich habe mittlerweile gar nicht mehr das Gefühl, mich mit Dingen belohnen zu müssen. Ich genieße stattdessen das Ergebnis, welches ich mit der unangenehmen Situation erreicht habe. Wenn ich zum Beispiel den ganzen Tag damit verbracht habe, die Wohnung zu putzen, brauche ich abends kein überaus leckeres Essen mehr, um mich belohnt zu fühlen. Ich schaue mich vielmehr in der Wohnung um und bin stolz auf meine Leistung. Ich genieße die Sauberkeit und das Gefühl, etwas für mein Wohlbefinden in meinem Zuhause getan zu haben. Genauso zum Beispiel, wenn ich ein schwieriges Gespräch mit meinem Boss hatte. Ich muss mich danach nicht mit irgendwelchen Dingen belohnen, sondern bin stolz auf mich, das so souverän und sauber hinter mich gebracht zu haben. Ich feiere mich selbst dafür und bin einfach nur glücklich.

Erinnere dich selbst immer wieder an deine Leistung und deinen Erfolg. Genieße das Resultat und freue dich darüber, dass die unangenehme Situation da war und du sie gemeistert hast. Im Nachhinein kann es wunderschön sein und du kannst unglaublich viel für dich daraus lernen. Wie sagt man so schön: „Great things never came from comfort zones."

Hunger und Sättigung – warum du sie nicht mehr spürst

Wie schon anfangs erwähnt, konnten wir uns als Babys perfekt intuitiv ernähren.

Nach und nach verändert sich dieses Verhalten in der Regel. Zum Beispiel wenn die Mama sagt, du sollst deinen Teller leer essen, damit morgen schönes Wetter ist und du tust es, obwohl du keinen Hunger mehr hast. Oder die Kindergärtnerin sagt dir, dass du diesen Snack jetzt nicht essen sollst, weil du vorhin schon gegessen hast. Dabei hast du vielleicht wirklich Hunger und dein Körper braucht diese Energie im Moment. Mit solchen Dingen wird dir schon im Kindesalter abgewöhnt, auf deinen Körper und seine Signale zu hören. Denn, wenn Mama sagt, du musst aufessen, dann wird sie wohl recht haben und der Körper lügt.

Die große Veränderung, die mein Essverhalten schließlich komplett zerstörte, kam mit meiner ersten und den vielen darauffolgenden Diäten.

Alle Diäten waren sich sehr ähnlich und zielten nur darauf ab, dass ich weniger Kalorien zu mir nahm. Dafür gab es verschiedene Methoden. Zum Beispiel die, nur vorgegebene Mengen zu essen. Sei es durch vorgegebene Rezepte oder durch das Zählen von Punkten oder Kalorien, wobei ich nie über die vorgegebenen Zahlen kommen durfte – ich blieb sogar lieber noch weit darunter, um möglichst schnell an mein Ziel zu kommen. Wirklich satt war ich dabei nie, sondern in der Regel auch nach dem Essen noch hungrig und vor allem unzufrieden.

Eine weitere, sehr häufige Methode ist es, nur zu bestimmten Zeiten zu essen. Ich aß also nur zu den Zeiten, in denen es erlaubt war, ob ich hungrig war oder nicht (meist war ich während Diäten seeehr hungrig!). In den Zeiten, in denen das Essen verboten war, aß ich nichts, auch wenn ich wirklich großen Hunger hatte.

Da erkennt man schnell: Hunger und Sättigung werden bewusst ignoriert oder sogar unterdrückt.

Während all der Diäten habe ich mir schleichend abtrainiert, auf meinen Körper und die Signale, die er mir gibt, zu achten und darauf zu vertrauen. Und klar, wenn ich versuche, meine Hunger- und Sättigungsgefühle immer und immer wieder zu ignorieren und zu unterdrücken, dann kann ich es irgendwann. Ziel erreicht, oder? Nur leider sind sie dann so weit unterdrückt, dass ich sie gar nicht mehr spüren kann, auch wenn ich gern wollte.

Noch fataler waren meine regelmäßigen Cheat-Days, die ich scheinbar einlegen musste, um nicht vollkommen verrückt zu werden. An diesen Tagen aß ich meist so viel, dass ich abends mit flauem Magen und aufgeknöpfter Hose auf der Couch lag. Auch hier habe ich mein Sättigungsgefühl zu 100 Prozent ignoriert.

Und stell dir vor: So ging das jahrelang! Eine strenge Diät nach der anderen und ein ausartender Cheat-Day nach dem anderen. So oder so, ich verlernte das intuitive Essen und die Diätgedanken brannten sich immer tiefer in mein Hirn. Außerdem machte das ständige

Zählen, Verzichten, Aufpassen und Cheaten auf Dauer überhaupt keinen Spaß! Es war lästig und hat mir viel zu oft meine gute Laune verdorben. Vor allem, wenn sich trotz allem auf der Waage irgendwann nichts mehr getan hat.

Ja, es war hart. Und es ist unglaublich, wie viele wunderschöne Menschen im Moment in genau dieser furchtbaren Lebenssituation stecken und keinen Ausweg finden. Vielleicht geht oder ging es dir ganz genauso. Mach dir keine Sorgen, wenn du Hunger und Sättigung nicht mehr spüren kannst. Denn genauso, wie du sie dir abtrainiert hast, kannst du sie dir auch wieder antrainieren.

Das braucht Geduld und viel Achtsamkeit, aber es ist definitiv möglich! Und daran arbeiten wir jetzt.

Hab Geduld

Falls du lange Zeit Diäten gemacht hast und jetzt lernen möchtest, wieder auf deinen Körper zu hören, brauchst du Zeit. Es kann nicht von heute auf morgen wieder intuitiv funktionieren, wenn du jahrelang gegen deinen Körper gearbeitet hast. Bleib dran und hab Geduld – es lohnt sich.

Entspanne dich

Oftmals sind wir durch unseren Alltag gestresst und fühlen uns unter Druck gesetzt, alles unter einen Hut zu bringen. Wenn du gestresst bist, ist es schwierig, dich achtsam auf deinen Körper zu konzentrieren. Also entspanne dich! Stressabbau ist unglaublich wichtig für deine generelle Gesundheit. Falls du einen stressigen Alltag hast, nutze die etwas ruhigeren Tage, um dich auf das intuitive Essen zu konzentrieren. Wenn du zum Beispiel sonntags frei hast und nicht viel auf dem Plan steht, nutze diesen Tag und die Ruhe für dich und deinen weiteren Weg. Vielleicht gibt es zwischendurch auch mal einen Tag, an dem du keine Termine hast. Nutze diese Zeiten, um in dich hineinzuhören und zu lernen.

Hunger

Körperlicher Hunger fühlt sich bei jedem anders an. Am häufigsten sind hier wohl Symptome wie Magenknurren, Zittern, Müdigkeit oder Schwindel. Mit der Zeit findest du heraus, wie es sich bei dir anfühlt. Beobachte immer wieder, wie du dich fühlst und welche Symptome dir auffallen. Schaue auch darauf, ob sich durch das Essen etwas ändert. Wie fühlst du dich danach? Ist das Symptom weg? Ist ein neues Symptom da?

Vielleicht kannst du mit diesen Symptomen noch überhaupt nichts anfangen, spürst sie nicht oder kannst sie nicht richtig einordnen. Das ist kein Problem, denn du weißt: Wenn du hungrig bist, sagt dir dein Körper, was er braucht. Genauso ist es auch andersherum: Wenn du nicht hungrig bist, kann dir dein Körper auch nicht signalisieren, was er gerne hätte. Achte also immer darauf, ob du schon erkennen kannst, was du genau essen möchtest.

Wenn nicht, bist du vielleicht noch nicht hungrig genug. Warte etwas ab und versuche es erneut herauszufinden, bis du es weißt. Achte dabei darauf, wie du dich fühlst und welche Symptome sich bei dir entwickeln. So erkennst du gleichzeitig, welche Gefühle bei dir Hunger bedeuten.

Hierbei ist wichtig: Ein Magenknurren allein bedeutet nicht gleich Hunger. Das habe ich anfangs nicht gewusst und dadurch verwechselt. Dein Magen- und

Darmtrakt ist ständig in Bewegung. Er zieht sich zusammen und dehnt sich wieder aus, verarbeitet und transportiert die Nahrung. Durch diese Bewegungen entstehen Geräusche, die nicht direkt aussagen, dass der Körper neue Nährstoffe braucht. Entscheide also selbst: Ist es ein richtiges Magenknurren, bei dem es rumort und es sich anfühlt, als würde sich der Magen zusammenziehen? Dann ist das ein deutliches Zeichen für Hunger. Ist es vielmehr ein gluckerndes Geräusch und du hast das Gefühl, dass sich dort etwas bewegt? Dann ist es wahrscheinlich nur eine gängige Aktivität deines Magen- und Darmtraktes. Wenn du dir unsicher bist, dann überlege erst einmal, wie lang deine letzte Mahlzeit schon her ist und wie viel du gegessen hast. So kannst du Verdauungsgeräusche von echtem Magenknurren (weil er leer ist) unterscheiden.

Wann soll ich essen?

Ich fand es anfangs ziemlich schwierig, den richtigen Zeitpunkt zum Essen zu finden. Man sollte nicht zu früh, aber auch nicht zu spät essen.

Isst du zu früh und du bist noch nicht wirklich hungrig, kann dir dein Körper nicht genau sagen, was er braucht. Außerdem schmeckt das Essen weniger intensiv und das Gefühl der Sättigung tritt kaum bis gar nicht ein.

Hast du zu lang gewartet und isst zu spät, ist der Hunger bis dahin so groß geworden, dass sich Heißhunger entwickelt hat. Der Körper ist ganz wild nach

Energie und würde alles nehmen, was ihm in die Quere kommt. Er kann dir in diesem Moment auch nicht sagen, was genau er eigentlich braucht. Außerdem besteht die Gefahr, dass der Heißhunger schon so groß ist, dass du schließlich zu hastig und zu schnell isst und damit zu viel zu dir nimmst.

Um den richtigen Zeitpunkt zu erkennen, habe ich einen tollen Tipp für dich, den ich selbst immer wieder in diversen Büchern gelesen habe. Stelle dir eine Skala vor, und zwar entweder mit Zahlen oder mit Farben. Das, was dir lieber ist.

Zahlen
Die Skala reicht von 1 bis 10,
wobei 1 = extrem hungrig und 10 = extrem satt bedeutet.

Farben
Wir haben den Farbverlauf
Rot – Orange – Gelb – Grün – Gelb – Orange - Rot.

Mir persönlich gefiel es mit Farben besser. Deswegen mache ich damit weiter. Entscheidest du dich für Zahlen, ist das auch okay. Beides funktioniert gleich gut.

Ich habe bewusst darauf verzichtet, einen farbigen Balken in das Buch zu setzen, da dadurch mehr Kosten entstanden wären, die ich uns beiden ersparen wollte. Wenn du möchtest, kannst du diesen Balken mit dem Farbverlauf selber ausmalen. Das macht es einfacher, dir das bildlich einzuprägen.

Rot	Orange	Gelb	Grün	Gelb	Orange	Rot

Jede Farbe hat eine Bedeutung und fühlt sich anders an (von links nach rechts):

Rot:
viel zu hungrig
    eventuell Heißhunger, Zittern, Schwindel, Übelkeit usw.

Orange:
richtig hungrig
    grenzwertig, du bekommst Appetit auf alles Mögliche, hauptsächlich auf Kohlenhydrate.
Schwindel, Magenknurren, Müdigkeit, Energielosigkeit – es wird echt Zeit, etwas zu essen.

Gelb:
angenehm hungrig
    du merkst, dass deinem Körper etwas fehlt, und er kann dir deutlich sagen, was er braucht.
Jetzt solltest du etwas essen!

Grün:
weder hungrig noch satt
    du fühlst dich ausgeglichen und fit.

Gelb:
angenehm satt
    das Essen ist lecker, der intensive Geschmack lässt nach; dein Körper sagt dir, dass er genug hat.
Jetzt solltest du aufhören zu essen!

Orange:
etwas zu viel gegessen
   leichtes Völlegefühl, leichte Übelkeit und Müdigkeit usw.
Rot:
zu viel gegessen
   Fresskoma, Bauchschmerzen, starke Müdigkeit usw.

Wenn du den richtigen Zeitpunkt zum Essen suchst, stelle dir immer diesen Farbverlauf vor. Versuche herauszufinden, in welchem Bereich du dich gerade befindest. Eventuell kommen andere Symptome bei dir auf, die ich nicht aufgelistet habe. Finde selbst heraus, welche Gefühle bei welcher Farbe aufkommen.

Je hungriger du wirst, desto stärker und unangenehmer werden die Symptome. Bei Gelb, wo du etwas essen solltest, fühlst du dich gut und energiegeladen. Du spürst die ersten Hungersignale und kannst erkennen, was du essen möchtest. Bei Rot hingegen fühlst du dich nicht mehr wohl. Dein Körper schreit nach Nahrung und kämpft darum, welche zu bekommen.

Genauso ist es auf der Seite der Sättigung. Im gelben Bereich, wo du aufhören solltest zu essen, fühlst du dich gut. Du spürst eine leichte Sättigung, vielleicht ein leichtes Völlegefühl, ein Spannen im Magenbereich. Bei Rot angekommen, fühlst du dich nicht mehr wohl. Du hast dein Sättigungsgefühl ignoriert und weiter gegessen, obwohl dein Körper nichts mehr braucht. Der Magen ist überfüllt und spannt und dein Körper ist überfordert.

Beobachte vor, während und auch nach dem Essen, auf welchem Bereich der Skala du dich momentan befindest. Achte auch immer darauf, wie du dich fühlst, welche Symptome auftreten und wie sie sich verändern. Am besten ist es, wenn du dich immer im grünen und in den beiden gelben Bereichen aufhältst. Dort geht es dir immer gut, du fühlst dich angenehm satt beziehungsweise angenehm hungrig.

Was soll ich essen?

Wie du jetzt schon weißt, geht es beim intuitiven Essen darum, dem Körper immer das zu geben, wonach er fragt. Das Ziel ist es, dich nach dem Essen komplett befriedigt und zufrieden zu fühlen.

Klingt ja schonmal ganz einfach, aber wie erkennst du denn nun, nach was dein Körper fragt?

Vielleicht kennst du die folgende Situation: Du bist gerade beim Essen, doch statt es achtsam zu genießen, denkst du schon an den Nachtisch und kannst ihn kaum abwarten. Das ging mir früher oft so. Oder vielleicht kennst du diese Situation: Du bist gerade mit dem Essen fertig und dein Magen ist voll. Doch irgendwie fühlst du dich unbefriedigt, hast Gelüste und überlegst, was du noch essen könntest, um so richtig zufrieden zu sein.

Weißt du was? Solche Situationen gibt es beim intuitiven Essen so gut wie gar nicht mehr. Denn wenn du hungrig bist, dann gibst du dem Körper genau das, was er jetzt braucht - das, was dir jetzt so richtig gut schmeckt und guttut, was dir Energie bringt und dich fit macht. Du überlegst also genau, was du essen möchtest. Und wenn es der Nachtisch ist, wonach der Körper fragt, dann gibt's den Nachtisch eben vor der Hauptspeise. Es gibt keine Regeln. Du wirst merken, dass dich das wunschlos glücklich machen wird, und manchmal wird es auch vorkommen, dass du nach dem Nachtisch schon gar nichts mehr brauchst.

Vor allem zu Beginn, kann es manchmal recht schwierig sein zu erkennen, was dir guttun würde. In der Vergangenheit hast du das vielleicht, wie ich damals, lange nicht mehr gemacht und überhaupt nicht mehr versucht, darauf zu achten, was der Körper braucht. Dein Körper ist still geworden. Ich habe es mir immer so vorgestellt, als hätte mein Körper mir immer wieder versucht zu sagen, was er gerne hätte, und ich habe es immer und immer wieder ignoriert. Statt auf die Körpersignale zu achten, habe ich einfach das gegessen, was ich in meiner Diät eben für richtig hielt. Irgendwann hat mein Körper dann gesagt: „Weißt du was? Jetzt versuche ich es erst gar nicht mehr! Du machst ja eh nur das, was du willst!" So, und nun haben wir den Salat. Wir stehen da mit einem Körper, der uns nicht mehr sagt, was er braucht.

Das ist, wie wenn du dich mit einer Freundin verabredest und sie dich versetzt. Du denkst dir beim ersten Mal vielleicht noch: „Okay, macht nichts." Beim nächsten Mal passiert aber wieder das gleiche. Beim dritten Mal glaubst du vielleicht schon gar nicht mehr daran, dass sie auftaucht. Beim zehnten Mal? Vergiss es. Das

Vertrauen ist nicht mehr da und du wirst auch die nächsten Male immer wieder zweifeln, ob sie kommt. Irgendwann wirst du sie nicht einmal mehr fragen.

Genau das ist mit deinem Körper und dir passiert. Und jetzt liegt es an dir, sein Vertrauen in dich wieder aufzubauen. Nur so wird er dir wieder klar und deutlich sagen können, was er möchte. Denn er weiß, dass er es dann auch bekommt. Und genau daran arbeiten wir ab sofort!

Jetzt stellt sich natürlich die Frage: Woher weiß ich denn, was mir jetzt guttun würde?

Um das zu erkennen, musst du zuallererst körperlich hungrig sein. Nur, wenn dein Körper etwas braucht, kann er dir sagen, was du essen sollst.

Wenn du die ersten Hungersignale spürst, kannst du dich selbst immer wieder fragen, was dir im Moment richtig gut schmecken würde und worauf du so richtig Appetit hast. Was würde dir im Moment guttun? Manchmal kann es eine Weile dauern, bis du das Richtige gefunden hast. Pass nur auf, dass der Hunger nicht allzu groß wird und vermeide, dass du in den orangen oder sogar roten Bereich auf der vorher angesprochenen Skala kommst.

Beim Herausfinden, welche Lebensmittel oder welches Gericht du genau essen möchtest, kannst du auf verschiedene Weisen vorgehen:

Suche nach dem passenden Gefühl

Diese Methode habe ich vor allem zu Beginn sehr häufig verwendet. Ich finde sie empfehlenswert, um deinen Körper, deinen Geschmack und deine Gefühle besser kennenzulernen. Wenn du Anzeichen von Hunger verspürst, frage dich selbst einige Dinge ab:

„Möchte ich etwas Warmes oder etwas Kaltes? Möchte ich etwas Hartes oder etwas Weiches? Möchte ich etwas mit Gabel und Messer essen oder möchte ich etwas aus der Hand essen?" Gehe einfach mal alles durch, was dir einfällt. Dabei gibt es keine verbotenen oder schlechten Lebensmittel. Alles ist erlaubt.

Versuche dabei nachzuempfinden, wie es sich anfühlt.

Wenn du überlegst, ob du etwas Hartes essen möchtest, stelle dir das Gefühl vor, wie du etwas kräftig zerkaust, wie es zwischen deinen Zähnen knackt und wie sich das in deinem Mund anfühlt. Wie geht es dir dabei?

Und dann stelle dir vor, wie du etwas isst, das sich ganz weich in deinem Mund anfühlt. Du kannst es mit der Zunge am Gaumen zerdrücken und es bewegt sich weich durch deinen Mund. Was gefällt dir im Moment besser?

Vielleicht kommst du schon auf etwas, was du essen möchtest. Wenn nicht, mache genauso weiter.

Möchtest du etwas Warmes oder etwas Kaltes? Wie fühlt es sich an, etwas Warmes oder sogar Heißes in deinem Mund und deinem Magen zu haben? Stelle es dir vor. Wie ist es mit etwas Kaltem und Frischem? Was würde sich im Moment besser anfühlen?

Manchmal kommt die Antwort ganz schnell und du sagst: „Oh ja, es soll unbedingt etwas Hartes sein." Manchmal ist es nicht ganz so leicht, das zu beantworten, und du sagst: „Hm, ob es jetzt warm oder kalt sein soll, kann ich nicht sagen." Das ist völlig in Ordnung. Gehe einfach zur nächsten Frage und mache dir immer wieder Gedanken darüber, welches Gericht in deine Wunschvorstellung passt. Alles ist erlaubt.

Suche nach dem passenden Gericht

Bei dieser Methode gehst du die Gerichte und Lebensmittel durch, die dir im Moment zur Verfügung stehen. Wenn du also gerade zuhause bist, überlege, welche Möglichkeiten du hast.

Zum Beispiel hast du in deinem Kühlschrank einen Salat. Dann überlege, ob dir ein Salat jetzt guttun und schmecken würde. Versuche zu spüren, wie es sich anfühlt, wenn du auf ein richtig leckeres, knackiges Salatblatt, umhüllt mit deinem Lieblingsdressing, beißt. Die Konsistenz ist knackig, es schmeckt richtig frisch und leicht. Würde dir das im Moment gefallen?

Vielleicht denkst du dann: „Oh yes, das ist es!" Oder du denkst: „Hmm... nee! So gar nicht." Dann überlege einfach weiter. Was gibt's da noch? Vielleicht liegen dort noch ein paar übrig gebliebene Stückchen Pizza von gestern. Wie wäre das? Die kannst du kalt oder auch warm essen. Gehe es auch hier gedanklich genauso durch, wie bei dem Salat.

Irgendwann findest du das Richtige für dich! Und denke immer daran: Alles ist erlaubt! Wenn es das Stück Kuchen ist, was du essen möchtest, dann nimm es dir und genieße es. Dein Körper wird es brauchen. Vertraue ihm und beobachte immer, wie es dir geht.

Wenn das, was du willst, nicht da ist

Ja, manchmal wird es vorkommen, dass du herausgefunden hast, was du im Moment essen möchtest. Du hast richtig Lust darauf, doch leider steht es dir nicht zur Verfügung. Du kannst auch nicht einfach in den Supermarkt gehen und es dir holen, es ist im Moment einfach unmöglich. Keine Sorge! Diese Momente sind nur anfangs nervenaufreibend und ärgerlich. Irgendwann weißt du genau, was du gern magst und kaufst diese Sachen so ein, dass du sie immer zuhause hast. Das Essen verliert mit der Zeit auch seine bedeutsame Rolle in deinem Leben. Dann wird es nicht mehr so schlimm sein, ein paar Tage auf dein Wunschgericht zu warten.

Egal ob anfangs oder im Laufe der Zeit, es kann immer mal wieder vorkommen. Was du in dieser Situation tun kannst, ist Folgendes:

→ Finde eine Alternative!

Nehmen wir als Beispiel, du hast herausgefunden, dass du richtig gern Lasagne essen würdest, aber keine zuhause hast. In diesem Fall suche dir etwas, was der

Lasagne ganz ähnlich ist und dich auch zufrieden stellen würde. Frage dich, was genau an der Lasagne so wohltuend für dich wäre. Sind es die Nudelplatten? Oder der geschmolzene Käse? Ist es die besondere Tomatensoße?

Wie wäre es dann mit einem Nudelauflauf? Oder Spaghetti bolognese? Irgendetwas, das sich in Konsistenz, Temperatur und so weiter sehr ähnelt und dich auch zufriedenstellt.

Wenn du einfach nicht erkennst, was du essen möchtest

Es wird mit Sicherheit vorkommen, dass du irgendwann achtsam überlegst, was du essen möchtest, aber einfach nicht darauf kommst. Nichts fühlt sich wirklich richtig an. Da kann man schonmal verzweifeln. Aber glaube mir, das ist ganz normal. Denke immer daran, dass du das erst wieder lernen musst. Für diese Lernphase habe ich ein paar wertvolle Tipps für dich:

Warte ein bisschen

Es kann sehr gut sein, dass das ein Anzeichen dafür ist, dass du noch nicht hungrig genug bist. Warte einfach noch ein bisschen, bis der Hunger sich deutlicher zeigt. Dann wird dir dein Körper auch eher sagen können, was ihm fehlt.

Dabei musst du aber wirklich vorsichtig sein, denn wenn du zu lange wartest, wird der Hunger immer und immer größer, was irgendwann zu Heißhunger führen kann. Dann ist die Wahrscheinlichkeit hoch, dass du dich überisst, und zwar mit den Dingen, die viel Energie, also viel Zucker und Kohlenhydrate beinhalten. Das ist nicht gleich schlecht, aber eventuell eben nicht das, was du jetzt wirklich brauchst.

Versuche in Ruhe herauszufinden, wann der richtige Zeitpunkt zum Essen für dich ist. Sobald du erkennst, was dir guttun würde, nimm es dir und genieße es ganz achtsam. Und du wirst sehen: Es lohnt sich! Du wirst sehr oft richtige Geschmacksexplosionen haben, wenn du so vorgehst.

Probiere Neues aus

Es kann sein, dass dich dein Körper nach einem bestimmten Nährstoff fragt und du es ganz einfach noch gar nicht deuten kannst. Stelle dir vor, dein Körper fragt nach den Nährstoffen, die allesamt in Guacamole enthalten sind und du hast keine Ahnung, was er von dir will, weil du noch nie Guacamole oder Ähnliches gegessen hast. Wie soll dich dein Körper nach einem bestimmten Gericht fragen, wenn er es nicht kennt? Okay, Guacamole ist vielleicht wirklich nicht jedermanns Ding, aber bleiben wir mal bei dem Beispiel.

Vielleicht hast du auch schon Guacamole gegessen, es aber nie so intensiv wahrgenommen und beobachtet, wie es dir dabei geht. Vielleicht hat dein Körper damals geschrien: „Yeeees, endlich! Die Nährstoffe sind der absolute Hammer! Damit kann ich so viel anfangen!

Merke dir das bitte, ich werde dich ab sofort öfter danach fragen." Währenddessen hast du dagesessen, auf dein Schnitzel mit Pommes gewartet und die Guacamole nur so nebenbei heruntergeschlungen, weil sie halt dort stand. Wenn dein Körper jetzt wieder nach Guacamole fragt, denkst du dir: „Hä? Was will er denn? Ich kann es gar nicht deuten."

Deswegen ist es wichtig, immer wieder Neues auszuprobieren und Altes erneut zu versuchen. Wenn du nicht deuten kannst, was du willst, probiere einfach irgendetwas aus. Nimm dir zum Beispiel Guacamole mit ein bisschen Brot. Genieße es und höre deinem Körper dabei zu. Entweder er sagt dir: „Na endlich! Wurde ja auch mal Zeit!" Oder er sagt dir: „Nee, das ist im Moment nicht das, was ich brauche.", das ist auch okay. Wenn dein Körper das nächste Mal irgendetwas braucht, kann er dir sagen: „Nicht Guacamole!" Und das ist doch richtig viel wert.

Suche etwas, das immer geht

Vielleicht hat dein Körper gerade alle Nährstoffe, die er braucht und möchte einfach etwas tun. Also fragt er nach gar nichts Speziellem. Ob das jetzt wirklich so ist, sei dahingestellt, aber ich kann sagen: Bei mir funktioniert es.

Unzählige Male war ich in der Situation, dass ich körperlichen Hunger hatte und gleichzeitig auf überhaupt nichts Lust verspürte. Nicht auf Pizza, nicht auf Eis, nicht auf Guacamole, auf gar nichts. Für diesen Fall habe ich persönlich Lebensmittel gefunden, die immer gehen. Von denen wird mir nicht schlecht, die liegen mir nicht schwer im Magen und ich kann sie essen, auch wenn ich so gar keinen Appetit habe. Meine persönlichen Lebensmittel, die immer gehen sind Käsebrötchen und Müsli. Höchstwahrscheinlich sind es bei dir ganz andere Lebensmittel. Welche es sind, bekommst du nur heraus, indem du es immer und immer wieder ausprobierst.

Wenn ich auf nichts Lust habe und ein Müsli esse, ist es nicht die absolute Geschmacksexplosion, aber ich vertrage es gut, es macht mich satt und ich bin danach zufrieden.

Sättigung

Genau wie beim Hunger, braucht es auch Zeit, wieder zu lernen, wie sich Sättigung anfühlt. Wenn du dich leicht, fit und glücklich fühlen möchtest, ist genau das der Schlüssel zum Erfolg. Ich nehme mir immer vor, dann mit dem Essen aufzuhören, wenn ich noch zehn Hampelmänner machen könnte. Ich höre auf, wenn ich mich durch das Essen energiegeladen und motiviert fühle. Wenn ich das Gefühl bekomme, dass ich meine Hampelmänner nicht mehr schaffen würde, weil mein Magen zu voll ist, dann war es wohl etwas zu viel. Ja, das rechtzeitige Aufhören kann eine echte Herausforderung sein. Ganz besonders, wenn das Essen so richtig lecker schmeckt. Aber glaube mir: Es lohnt sich, das zu lernen.

Vor allem, wenn nur noch ein kleiner Rest auf dem Teller ist, ist es für viele schwierig, mit dem Essen aufzuhören. Das war es auch für mich damals. Ich dachte immer, ich esse es lieber auf, bevor ich es nachher wegschmeißen muss, das wäre zu schade. Doch oftmals lag genau dieser kleine Rest über meinem Sättigungsgefühl und ich habe mich danach nicht mehr wohlgefühlt. Das wollen wir nicht mehr. Du sollst dich immer gut, leicht und glücklich fühlen. Um das zu schaffen, ohne den kleinen Rest auf dem Teller wegschmeißen zu müssen, habe ich natürlich wieder einen Tipp für dich parat.

Dein Körper ist kein Abfalleimer

Um generell rechtzeitig mit dem Essen aufzuhören, wenn du satt bist, mache dir klar, dass dein Körper kein Abfalleimer ist! Also behandle ihn auch nicht so! Wenn du satt bist, bist du satt. Niemandem ist damit geholfen, wenn du weiterisst und es dir danach schlecht geht. Mache dir das immer wieder bewusst.

Gewöhne dir am besten an, direkt weniger auf den Teller zu legen und lieber noch einmal nachzuholen, wenn du im Anschluss noch hungrig bist. Probiere es immer wieder. Ich weiß, manchmal funktioniert das nicht ganz so perfekt. Vor allem, wenn die Augen mal wieder größer waren als der Hunger. Das ist okay. Denn für diesen Fall kommt jetzt ein supereinfacher, aber effektiver Tipp:

Packe alle Reste ein

Lege dir dafür kleine Dosen zu. Es gibt wundervolle kleine Plastikdosen in den verschiedensten Größen, Formen und Farben. Einige sind sogar für die Spülmaschine, für die Mikrowelle oder zum Einfrieren geeignet. Du findest sie überall und überwiegend zu einem fairen und bezahlbaren Preis. Sobald du die kleinen schönen Dosen zuhause hast, gewöhne dir an, jeden kleinen Rest zu verpacken und in den Kühlschrank zu stellen. Weißt du, was das Beste daran ist? Du kannst dich an deiner Mahlzeit zweimal erfreuen. Ich packe jeden noch so kleinen Rest ein, wenn ich satt bin. Selbst ein einzelnes Stück Pizza. Das macht mir mittlerweile sogar richtig Spaß. Denn später am Tag oder auch am nächsten Tag habe ich immer einen kleinen, leckeren Snack parat. Wenn ich dann zwischendurch ein wenig Hunger bekomme, freue ich mich darüber, dass ich mir einen kleinen Rest eingepackt habe und genieße ihn. Dadurch hatte ich nicht nur doppelt Freude an dem leckeren Essen, ich habe auch noch den vollen Geschmack herausgeholt. Denn wenn du hungrig bist, schmeckt das Essen richtig intensiv, denn all deine Geschmacksknospen sind aktiviert. Wenn du den Rest auf deinem Teller aufisst, obwohl du schon satt bist, schmeckt es nicht mehr so intensiv. Es schmeckt also nicht mal richtig gut und du fühlst dich danach schlecht. Das wäre doch wirklich schade und muss absolut nicht sein!

Genauso kannst du es übrigens auch im Restaurant machen. Lasse dir alle Reste einpacken und bewahre sie für später in deinem Kühlschrank auf. Auch wenn sie noch so klein sind. Ich wurde einmal gefragt, ob das nicht unhöflich sei. Ich selbst habe während meinem Studium über zwei Jahre lang gekellnert und keiner dort empfand es in irgendeiner Weise als unhöflich. Nie. Aber selbst wenn! Das ist mir egal, da bin ich lieber etwas unhöflich und muss dafür das leckere Essen nicht wegschmeißen. Es lieber aufzuessen und mich damit wie ein Mülleimer zu behandeln … nein danke, das mache ich nicht mehr. Wenn es dir unangenehm ist, die Reste einpacken zu lassen, erkläre es doch dem Kellner ganz freundlich. Erzähle ihm: „Das Essen war richtig lecker und ich bin total satt geworden. Können Sie mir diesen kleinen Rest bitte einpacken? Auch wenn es wenig ist, aber es ist viel zu lecker, um es wegzuschmeißen. Viel lieber esse ich es später, wenn ich wieder hungrig bin." Also komm schon, wer könnte dir diesen Gefallen da noch abschlagen? Selbst wenn ich der festen Überzeugung bin, dass du dich gar nicht zu erklären brauchst. Tu es für dich und dein Wohlbefinden.

Kleine Teller oder Schüsseln verwenden

Wenn du einen großen Teller verwendest, ist es wahrscheinlich, dass du dir eine genauso große Portion schöpfst. Vor allem, wenn du großen Appetit hast und die „Augen größer als der Hunger" sind, landet oftmals mehr auf dem Teller als nötig. Wenn du zusätzlich noch damit haderst, rechtzeitig aufzuhören, auch wenn noch Reste auf dem Teller liegen, wird es doppelt schwierig.

Mach es dir also leichter und verwende stattdessen kleine Teller oder Schüsseln. Du kannst deinen Teller vollschöpfen, ohne dass die Portion zu groß wird. Dadurch hast du den Vorteil, dass du zwischen jeder Portion automatisch eine kleine Pause machst, in der du überlegen kannst, ob du noch Hunger hast. Wenn ja, dann entscheidest du dich bewusst dafür aufzustehen und nachzuholen. Außerdem ist es einfacher aufzuhören, wenn du nach der kleineren Portion schon satt bist, weil keine Reste auf dem Teller liegen bleiben müssen.

Mache dir bewusst, dass es zu einem anderen Zeitpunkt wieder besser schmeckt

Ein Professor an meiner Fachhochschule lud eines Tages all seine Studenten zu einem Eis ein. Wir machten einen Spaziergang zur nächsten Eisdiele und jeder durfte sich eine Kugel aussuchen. Das war richtig toll. Alle freuten sich darüber und genossen ihr Eis. Anschließend gab mein Professor eine zweite Runde aus. Alle Studenten durften sich ein weiteres Mal eine Kugel Eis aussuchen. Im Anschluss fragte er uns, welche der beiden Kugeln besser geschmeckt hat. Er wollte wissen, ob die zweite Kugel genauso lecker war, wie die erste. Und wir alle verneinten. Die erste war weitaus besser.

Mehr ist nicht immer gleich mehr. Die Geschmacksexplosion und der intensive Genuss finden nur dann statt, wenn du richtig Lust darauf hast. Nach einer Kugel waren wir alle schon gesättigt und zufrieden. Da gab es beim zweiten Mal keine Geschmacksexplosion mehr. Hätten wir die zweite Runde erst am nächsten Tag bekommen, wäre die Kugel Eis auf ein Neues ein richtiger Genuss gewesen.

Mache dir also immer bewusst, dass das Essen viel besser schmeckt, wenn du richtig Lust darauf hast. Einfach weiterzuessen, obwohl du satt bist, ist schade. Iss lieber zu einem anderen Zeitpunkt weiter.

Gesunde Entscheidungen

Im Kapitel „Kalorienzählen" habe ich schon angesprochen, dass ich damals ausschließlich auf die Anzahl der Kalorien geachtet habe und nicht darauf, was mein Körper wirklich braucht. Darunter litt nicht nur meine Laune, sondern auch meine Gesundheit, denn mir fehlten wichtige Nährstoffe. Beim intuitiven Essen gibt es keine verbotenen oder schlechten Lebensmittel. Folgendes ist aber trotzdem der Fall: Kalorien sind nicht gleich Kalorien. Daran kann auch das intuitive Essen nichts ändern.

Es gibt Lebensmittel mit wenig Kalorien, die dadurch allerdings meist auch wenig Nährstoffe und dafür viele Zusatzstoffe haben. Gleichzeitig gibt es viele natürliche Lebensmittel, die zwar mehr Kalorien haben, dafür aber voller gesunder und wichtiger Nährstoffe stecken. Diese Nährstoffe sind lebensnotwendig und überaus wichtig für unsere Gesundheit. Mit diesen wertvollen Kalorien kann dein Körper viel mehr anfangen und er kann sie effizient nutzen, um deine Gesundheit zu sichern.

Dein Körper verwertet nämlich natürliche und pflanzliche Lebensmittel völlig anders als verarbeitete Lebensmittel. Ich versuche, es dir ganz einfach und heruntergebrochen zu verdeutlichen.

Erinnerst du dich an das Kraftwerk, welches ich als Sinnbild für unseren Körper genutzt habe?

Stelle dir vor, du isst einen Fast-Food-Weißbrot-Burger. Du wirfst das labbrige Ding also in einen der Kohleöfen, wo es zu Energie für deinen Körper verbrannt wird. Da der Burger keine wichtigen Nährstoffe für deinen Körper hat und kaum Vitamine oder Mineralstoffe enthält, verpufft er im Ofen in wenigen Sekunden. Er verbrennt so schnell wie ein Stück Papier und löst sich in null Komma nichts in Luft auf.

Du hast damit deine Öfen voll angeheizt, doch schon nach kurzer Zeit gibt es kein Material mehr. Die Folge ist, dass du recht schnell wieder Hunger bekommst. Obwohl du eine Menge an Kalorien zu dir genommen hast, reichen diese deinem Körper nicht und er verlangt bereits nach kurzer Zeit nach mehr.

Nun stelle dir vor, du isst ein Vollkornbrot. Du wirfst es in den Ofen und kannst dabei zusehen, wie es ganz langsam und stetig vor sich hin lodert. Es brennt genüsslich wie ein Brikett. In Vollkornbrot befinden sich Vitamine, Mineralstoffe und Ballaststoffe, die ein Geschenk für deinen Körper sind. Er kann diese Nährstoffe für so vieles nutzen und hat damit einiges an wundervoller Arbeit vor sich.

Die Folge ist, dass du lang satt bleibst. Dadurch, dass das Material langsam und stetig verbrennt, gibt es kein extremes Auf und Ab und somit auch keinen Heißhunger.

Mir ist wichtig zu erwähnen, dass du trotzdem Fast-Food-Weißbrot-Burger essen kannst, wenn du Lust darauf hast und es dir damit gut geht. Sei dir nur bewusst, was damit in deinem Körper passiert. Beobachte achtsam, wie sich das auf dein Wohlbefinden und dein Hungergefühl auswirkt. Vergleiche diese Aspekte immer wieder bei allen Lebensmitteln und Gerichten und finde heraus, welche dir mehr und welche dir weniger guttun. Dadurch kannst du immer bessere Entscheidungen für dich treffen, mit denen du dich rund um die Uhr pudelwohl, energiegeladen, befreit und glücklich fühlen wirst.

Beim intuitiven Essen geht es also um so viel mehr, als einfach alles zu essen, was dir gerade in den Sinn kommt, und dabei kein schlechtes Gewissen zu haben. Es geht vielmehr darum, deinem Körper Gutes zu tun und ihm alle wichtigen Nährstoffe zu geben, die er braucht. Es geht darum, so zu essen, dass es dir rundum gut geht, dass du dich leicht und befreit fühlst und vor allem dass du gesund bist. Hast du das intuitive Essen verinnerlicht, wird dein Körper in der Regel nach vollwertigen und nährstoffreichen Dingen fragen.

Das bedeutet nicht, dass du Schokolade, Chips und Cocktails plötzlich ekelig findest und sie nie wieder essen oder trinken wirst. Ich esse richtig gern Schokolade, sogar regelmäßig. Ich schlürfe im Sommer auch gern mal einen leckeren Cocktail. Der Unterschied zu früher ist, dass ich nicht einfach zugreife, ohne zu überlegen. Wenn mir jemand anbietet, in seine Chipstüte zu greifen, nehme ich das Angebot nicht mehr einfach so an. Ich frage mich vorher, ob ich das jetzt wirklich möchte und ob ich wirklich Lust darauf habe. Klar, mein Körper braucht keine Chips, um zu überleben. Bei solchen nährstoffarmen Leckereien geht es um puren Genuss –

um ein Stück Lebensqualität. Wenn du solche Dinge isst, soll es wie auch bei allen anderen Lebensmitteln eine Geschmacksexplosion sein. Du möchtest hineinbeißen und denken „Oh yes!" Um das zu erreichen, musst du es wirklich wollen. Frage dich also:

- „Habe ich wirklich Lust darauf?"
- „Würde mir das jetzt so richtig gut schmecken?"
- „Würde es mir danach besser gehen als jetzt?"

Wenn du diese Fragen mit Ja beantworten kannst, nur zu! Genieße die leckeren Chips und den wunderbaren Genussmoment.

Falls du jedoch das Gefühl hast, dass die Chips dich im Moment einfach nicht wirklich anmachen und sie dir deswegen wahrscheinlich auch nicht sonderlich schmecken würden, dann lehne dankend ab. Es geht immer darum, dass es dir mit dem Essen besser geht als ohne. Wenn du etwas vor dir hast, worauf du keine Lust hast, solltest du es nicht essen. Es wird nicht wirklich intensiv schmecken, was sehr schade wäre, und zum anderen wird es dir wahrscheinlich schwer im Magen liegen. Dein Körper hat dir signalisiert, dass er das gerade nicht möchte. Gibst du es ihm trotzdem, hat er erst einmal unnötige Arbeit, um die er sich kümmern muss, obwohl es ihm gerade noch blendend ging.

Es wird dir anfangs vielleicht immer wieder schwerfallen, schon vor dem Essen zu wissen, ob es dir damit besser gehen wird oder nicht. Um das zu lernen, musst du es einige Male einfach ausprobieren. Dabei musst du beobachten. Bietet dir jemand seine Chipstüte an und du bist dir unsicher, ob es das Richtige ist, probiere es aus. Greife zu und sei ganz achtsam. Beobachte davor sowie danach, wie es dir geht, ohne zu werten. Geht es dir prächtig, war es die richtige Entscheidung. Freue dich darüber, genieße es und sei glücklich.

Fühlst du dich danach überfüllt, liegt es dir schwer im Magen oder wird dir sogar übel, war es wohl nicht die richtige Entscheidung. Und das ist okay. Mit so einer Erfahrung lernst du viel dazu. Beim nächsten Mal, wenn dir jemand seine Chipstüte anbietet und du unsicher bist, kannst du dich an das letzte Mal erinnern und daran, wie du dich zu diesem Zeitpunkt gefühlt hast. Nach und nach lernst du damit deine Gefühle kennen und kannst beurteilen, was dir guttun würde und was nicht. Aus Erfahrungen lernt man immer dazu.

Irgendwann bietet dir wieder jemand seine Chips an und du kannst klar entscheiden: Ja oder Nein. Es wird gar keine Überwindung mehr sein, Nein zu sagen. Du weißt, dass sie dir im Moment nicht guttun würden, und hast keine Lust auf lahm schmeckende Chips und einen anschließend flauen Magen. Dir geht es im Moment wunderbar und dabei soll es bleiben. Deswegen sagst du ganz sicher und selbstbewusst „Nein danke" und bist glücklich.

Denke immer daran, dass es keine schlechten oder verbotenen Lebensmittel gibt. Alles ist erlaubt, solange es dir dabei gut geht. Das bedeutet im Umkehrschluss, dass du bei allen Lebensmitteln gesunde Entscheidungen treffen wirst, die dich glücklich machen.

Bisher war es vielleicht so, dass du bei Gummibärchen oder Keksen zweimal überlegt hast und bei Erdbeeren oder Weintrauben überhaupt nicht. Vielleicht dachtest du genau wie ich früher: „Ach, durch Weintrauben nehme ich ja nicht zu. Deswegen kann ich sie einfach essen, ob ich Lust darauf habe oder nicht." Auch das hat nichts mit intuitivem Essen zu tun. Genauso wie bei dem Angebot mit der Chipstüte verhält es sich, wenn dir jemand nährstoffreiche Lebensmittel anbietet. Überlege, ob du wirklich Lust darauf hast, ob es dir richtig gut schmecken würde und ob es dir danach besser gehen würde als jetzt. Entscheide dich bewusst dafür, was dir guttut. Dein Wohlergehen steht immer an erster Stelle.

Der Verzicht beim intuitiven Essen ist folglich nicht das Gleiche wie der Verzicht bei Diäten.

Verzicht bei Diäten: Du verzichtest auf bestimmte Lebensmittel, weil du Sorge hast, damit zuzunehmen. Du sagst Nein, weil es nicht in deinen Diätplan passt. Ob du Lust darauf hast oder nicht, ob du es brauchst oder nicht, das spielt hier keine Rolle.

Verzicht beim intuitiven Essen: Du verzichtest bewusst auf ein Lebensmittel, weil du weißt, dass es dir im Moment ohne besser geht. Du sagst Nein, weil du keine große Lust darauf hast. Du fühlst dich im Moment pudelwohl und das soll so bleiben.

Im Gegensatz zu Diäten entscheidest du dich beim intuitiven Essen immer bewusst für das, was dir guttut und dich glücklich macht. Dein Wohlbefinden steht an erster Stelle. Du entscheidest von innen heraus. Nur du allein entscheidest für dich selbst.

Durch das bewusste und gesunde Entscheiden esse ich allgemein viel weniger als früher und gleichzeitig nährstoffreicher, gesünder und ausgewogener. Dabei greife ich viel seltener zu nährstoffarmen Lebensmitteln. Das Ganze passiert ganz automatisch und aus freiem Willen. Ich MUSS das nicht tun, ich MÖCHTE es tun. Das ist ein ganz großer Unterschied. Ich möchte mich genau so ernähren, weil es so unglaublich viele Vorteile mit sich bringt, weil ich mich dadurch sooo gut, leicht und locker fühle und weil ich dieses neue Lebensgefühl nie wieder missen möchte.

Gewohnheiten

Wir Menschen sind Gewohnheitstiere. Wir lieben es, einen gewohnten Alltag zu haben, in unseren gewohnten Supermarkt zu gehen, unsere gewohnten Produkte zu kaufen, in einer gewohnten Umgebung zu leben, uns mit den gewohnten Menschen zu treffen und so weiter. Viele Dinge, die wir im Alltag tun, sind also oft nichts anderes als pure Gewohnheit. Und das ist auch vollkommen gut so. Wir gewöhnen uns die Dinge an, die uns guttun und womit wir uns wohl und geborgen fühlen. Sollte das jedoch einmal nicht der Fall sein und du hast dir etwas angewöhnt, was dir nicht gefällt, dich hemmt oder stört, dann wird es Zeit, diese Gewohnheit abzulegen. Gewohnheiten sind übrigens auch der Grund für den bekannten Jo-Jo-Effekt. Er entsteht, indem du nach einer Diät in alte Essgewohnheiten zurückfällst.

Wenn das passiert, hat das nichts mit Schwäche oder Inkonsequenz zu tun. Es ist sogar ganz normal und völlig menschlich. Der Grund dafür ist nur, dass du das Symptom (Übergewicht) beseitigen wolltest, anstatt die Ursache (Essgewohnheiten) zu behandeln.

Gewohnheiten zu verändern braucht Zeit. Genauso wie es Zeit braucht, sich Dinge überhaupt erst zur Gewohnheit zu machen. Dafür braucht es eine ständige Wiederholung eines bestimmten Handlungsablaufs. Um das Ganze zu verdeutlichen, kannst du das ganz gut mit Trampelpfaden vergleichen.

Stelle dir vor, du hast eine große, dicht bewachsene Wiese vor dir, voll mit grünen Grashalmen, Pflanzen und bunten Blumen. Die letzten Jahre oder Monate hast du täglich diese Wiese durchquert, indem du einen breiten Trampelpfad entlang gegangen bist. Tag für Tag denselben Weg. Es war deine Gewohnheit.

Eines Tages stellst du fest, dass diese Gewohnheit dir nicht mehr guttut und dass du sie ändern möchtest. Du entscheidest dich also heute dafür, die Wiese genau in der Mitte zu durchqueren, anstatt den alten Trampelpfad zu gehen. Du läufst los. Das erste Mal ist es etwas schwierig, denn du musst deine Füße anheben, um über die Pflanzen zu steigen und musst Steine zur Seite legen, um nicht zu stolpern. Konzentration und Achtsamkeit sind gefragt.

Am nächsten Tag stehst du wieder genau am selben Platz vor dieser Wiese und möchtest auf die andere Seite. Deinen alten Trampelpfad siehst du ganz deutlich. Den neuen Weg, den du letztes Mal gegangen bist, erkennst du nur ganz leicht. Es wäre so einfach, den alten Pfad zu gehen. Es wäre gemütlich und so bequem. Du solltest ihn jedoch nicht gehen, denn du möchtest die Gewohnheit loslassen. Du musst dir dein Ziel immer wieder vor Augen führen und dir sicher sein, dass du diesen neuen Weg gehen und den alten Weg hinter dir lassen möchtest, auch wenn es anfangs schwierig sein kann.

Du erkennst aber auch den Weg, den du bereits beim letzten Mal gegangen bist. Die Steine sind entfernt und ein paar Pflanzen sind schon umgeknickt. Also los! Du gehst den gleichen Weg erneut. Dieses Mal ist es schon einfacher.

Das machst du wieder und wieder. Beim zehnten Mal stehst du vor der Wiese, erkennst deinen Trampelpfad ganz deutlich und gehst ihn, ohne einen anderen Weg in Betracht zu ziehen. Du hast dir diesen Weg erschaffen und kannst ihn ganz leicht gehen, ohne viel Anstrengung und Konzentration, ganz gemütlich, ohne Kraft. - Tada! Du hast eine Gewohnheit erschaffen!

Lange Rede, kurzer Sinn: Gewohnheiten sind wie Trampelpfade. Anfangs braucht es etwas Willen und Mut, neue Dinge zu tun. Es scheint manchmal sogar schwierig und unangenehm zu sein. Doch je öfter du es wiederholst und diesen Weg gehst, desto wohler fühlst du dich dabei. Bis es irgendwann zur Gewohnheit wird und du es machst, ohne darüber nachzudenken. Das ist, wie wenn du einen neuen Job beginnst. Am Anfang ist es ungewohnt, in das fremde Gebäude zu gehen und dich an einen neuen Platz zu setzen. Wie geht die Tür auf? Wo ist der Knopf für den Aufzug? Wo macht man den Computer an? Je öfter du es machst, desto wohler fühlst du dich dabei. Irgendwann spazierst du wie selbstverständlich in das Gebäude, schwingst die Tür auf, holst den Aufzug und schaltest den PC an. Zack, zack. Gewohnheit.

Wenn du eine Gewohnheit verändern möchtest, musst du also deinen alten, gewohnten Trampelpfad verlassen und einen neuen Weg einschlagen.

Wie du dir wahrscheinlich schon vorstellen kannst, besteht dein Essverhalten größtenteils auch aus Gewohnheiten. Und das ist ganz normal und auch gut so. Allerdings solltest du auch hier die Gewohnheiten verändern, von denen du denkst, dass sie dir nicht guttun.

Ich erzähle dir mal, wie es bei mir war:

Ich hatte lange Zeit die Gewohnheit, nach jeder Mahlzeit, meist mittags, etwas Süßes zu essen. Wenn es zum Beispiel Spaghetti bolognese zu Mittag gab und ich meinen letzten Bissen nahm, kam sofort die intensive Lust auf Schokolade. Erst als ich die Schokolade gegessen hatte, ließen mich die Gedanken in Ruhe. Das war echt nervig und ich wollte das ändern.

Tatsächlich haben ganz viele unter uns diese Gewohnheit, nach dem Essen etwas Kleines zu naschen. Ist ja auch kein Wunder, denn egal, ob bei Einladungen oder im Restaurant, häufig gibt es einen leckeren Nachtisch. Natürlich greifen wir da zu. Das möchten wir uns nicht entgehen lassen. Je öfter und regelmäßiger wir einen Nachtisch essen, desto eher wird es zur Gewohnheit. Denke wieder an den Trampelpfad zurück. Je öfter du darüberläufst, desto eher willst du diesen Weg wieder gehen. Damit fühlst du dich einfach wohl. Genauso ist es mit dem immer wiederkehrenden Nachtisch.

Bei mir setzte sich diese Gewohnheit schon sehr früh fest. In meiner Kindheit gab sich meine Mutter immer viel Mühe, ein großartiges Mittagessen für meine Schwestern und mich zuzubereiten. Und jeden Mittag stand hinter dem Teller ein leckerer Joghurt als

Nachtisch. Immer wieder eine andere Sorte. Je öfter ich mittags nach dem Essen zum Joghurt griff, desto mehr wurde es zur Gewohnheit. Die Möglichkeit, den Joghurt einfach stehen zu lassen, gab es im Prinzip irgendwann gar nicht mehr. Ich löffelte ihn irgendwann wie ferngesteuert. Im Laufe der Zeit wurde es dann egal, ob Joghurt, Schokolade oder etwas anderes, Hauptsache süß. Nach so vielen Jahren war es eine echte Herausforderung für mich, diese Gewohnheit zu ändern. Trotzdem war es möglich.

Das heißt nicht, dass du in deinem Leben nie wieder einen Nachtisch essen kannst. Es sollte nur keine Gewohnheit sein, wenn sie dir nicht gefällt, sondern ein wertgeschätztes, genussvolles und besonderes Stück Lebensqualität. Die Entscheidung für einen Nachtisch soll bewusst von dir kommen, nicht von alten Gewohnheiten. Und daran arbeiten wir jetzt.

Wie gesagt, du kannst deine Gewohnheit wieder loslassen. Mein Wunsch war es damals, nach dem Essen einfach an etwas anderes als Essen denken zu können und weiterzuleben. Denn ich war ja satt.

Überhaupt erst einmal festzustellen, dass es sich um eine Gewohnheit handelt, ist ein großer Schritt. Denn so kannst du das Problem an der Wurzel packen. Beobachte in nächster Zeit dein Essverhalten und ob es Gewohnheiten gibt, die dir nicht guttun und die du verändern möchtest. Schritt für Schritt.

Mein wertvollster Tipp für dich

An dieser Stelle möchte ich dir meinen wertvollsten Tipp geben, der mir schon in so vielen Situationen auf dem Weg zum intuitiven Essen geholfen hat:

Mache eine kleine Pause!

Es ist so einfach und gleichzeitig so effektiv. In so vielen Situationen. Probiere es aus!

Wenn du das nächste Mal Appetit verspürst und dir nicht sicher bist, ob es nur reine Gewohnheit ist und dein Körper im Moment eigentlich gar nichts braucht, mache eine Pause. Warte einfach ab. Nur 10 oder 15 Minuten lang. Du kannst dir dafür einen Wecker stellen, wenn du möchtest. Während dieser Zeit kannst du etwas tun, das dir Freude bereitet. Du könntest zum Beispiel einen Spaziergang machen, mit einer Freundin telefonieren oder den Abwasch erledigen. Damit unterbrichst du die Gewohnheit.

Vor allem am Anfang kann es schwierig sein, sich während dieser 15 Minuten auf etwas anderes zu konzentrieren. Das kann manchmal eine echte Herausforderung sein. Und auch das ist völlig in Ordnung. Probiere es einfach immer wieder. Mit der Zeit wird es immer einfacher.

Nach 15 Minuten kannst du dich wieder fragen: „Habe ich immer noch so sehr Lust auf diesen Snack? Brauche ich das jetzt wirklich? Wird es mir danach besser gehen als jetzt? Oder ist der Appetit weg und ich möchte gar nichts mehr? Bin ich schon rundum zufrieden?"

Ich weiß noch, als ich es das erste Mal versucht habe und plötzlich gar keine Lust mehr auf ein Eis hatte. Sie war wie weggeblasen und ich fühlte mich einfach wunschlos glücklich. Mann, war das ein schönes Erlebnis, sage ich dir!

Wenn du dich nach der Pause bewusst dazu entschließt, den Snack zu essen, beobachte immer, wie es dir dabei und danach geht. Wie schmeckt es? Wie fühlst du dich dabei? War es die richtige Wahl? Und wenn du dann sagen kannst: „Oh ja, das war genau richtig! Ich fühle mich wunderbar!", dann feiere dich selbst dafür. Genau so soll es sein.

Anfangs musst du jedoch eventuell hin und wieder feststellen, dass es gar nicht so gut schmeckt, wie du es dir vorgestellt hast. Vielleicht nicht ganz so intensiv oder viel zu süß. Vielleicht liegt er dir danach auch schwer im Magen und du musst dir selbst eingestehen, dass es dir damit nicht so gut geht, wie erhofft. Das zu erkennen und bewusst wahrzunehmen, ist ein toller Fortschritt! Mach dich deswegen auf keinen Fall fertig, denn genau das gehört dazu. Du lernst dabei unheimlich viel. Ich sage immer: „Um zu wissen, was man nicht mag, muss man es ausprobiert haben!" Wenn du das nächste Mal vor der Entscheidung stehst, kannst du dich daran zurückerinnern und noch besser entscheiden, ob es jetzt das Richtige ist oder nicht. Aus Erfahrungen lernt man.

Merke dir: Gewohnheiten sind neuronale Verbindungen, die entstehen, indem du einen bestimmten Ablauf so oft wiederholst, bis er irgendwann automatisch abläuft. Um eine Gewohnheit zu verändern, musst du diesen bestimmten Ablauf so oft unterbrechen, bis sich die Verbindung komplett auflöst.

Das Ganze ist ein Lernprozess. Es kann nicht von heute auf morgen funktionieren. Du bist dabei, deinen Körper wieder richtig kennen zu lernen. Dafür darfst du dir alle Zeit der Welt nehmen.

Das ist wie laufen lernen. Du musst mehrmals hinfallen und es wieder probieren, um es zu lernen. Und irgendwann wird es wie von selbst klappen.

Dein Wohlfühlgewicht

Vorweg ist es wichtig zu wissen, dass es kein allgemeingültiges Idealgewicht gibt. Ein gesundes Gewicht ist von Mensch zu Mensch verschieden und kann schwanken. Du hast bestimmt schonmal etwas von BMI, dem Body-Mass-Index, gehört. Dieser berechnet sich aus dem Verhältnis zwischen Größe und Gewicht und wird häufig dafür verwendet, das Körpergewicht eines Menschen einzuordnen. Weißt du, wofür der BMI eigentlich entstanden ist? Für den statistischen Vergleich der Populationen. Um einen groben und einfachen Gesamtüberblick zu bekommen. Heutzutage wird der BMI jedoch stark kritisiert. Häufig wird er verwendet, um den Körper eines einzelnen Menschen in unter-, normal- oder übergewichtig einzuordnen. Allerdings beachtet der BMI keine Faktoren, wie das Geschlecht oder den Anteil der Muskel- oder Fettmasse, was unglaublich große Unterschiede mit sich bringen kann. Ein guter Freund von mir ist Sportler. Er ist recht klein und hat viele Muskeln und richtig breite Schultern. Laut BMI wäre er übergewichtig, dabei ist das überhaupt nicht der Fall. Er hat einen hohen BMI, da Muskeln eine große Volumendichte haben (sogar größer als Fett), was bei der Berechnung jedoch nicht beachtet wird. Das Ergebnis hat in diesem Beispiel nichts mit ungesundem Übergewicht zu tun. Der BMI ist und bleibt ein grober Richtwert.

Mach dich nicht abhängig von irgendwelchen Berechnungen und stecke deinen Körper nicht in vorgegebene Schubladen. Setze dir viel lieber das Ziel, ein natürliches, gesundes und ein sich für dich perfekt anfühlendes Gewicht zu erreichen. Dabei spielt die Zahl überhaupt keine Rolle. Wichtig ist, dass es dir gut geht und du dich wohlfühlst.

Mit dem intuitiven Essen kehrst du zu einem normalen Essverhalten zurück. Wenn du deinem Körper vertraust und ihm die Nährstoffe gibst, nach denen er fragt und du ihm auch nur so viel gibst, wie er wirklich braucht, dann ist dein Körper nicht freiwillig (ohne krankheitsbedingten Grund) über- oder untergewichtig. Ich war mal übergewichtig. Und wenn ich ehrlich bin, habe ich damals sehr viel mehr gegessen, als ich brauchte. Ich habe ständig gegessen, viel genascht, ohne hungrig zu sein, und meist täglich mindestens einmal so viel gegessen, dass mir nach dem Essen übel war. Ich habe oft zu fettigen, zuckerhaltigen Lebensmitteln gegriffen und sehr selten zu frischen, nährstoffreichen Gerichten. Außerdem habe ich wenig bis gar keinen Sport gemacht.

Das ist nicht das, was der Körper mir aus meiner Intuition heraus gesagt hat. Der Körper kann mit so viel Nahrung gar nichts anfangen und braucht unglaublich viel Energie, alles zu verwerten. Er signalisierte mir damals: „Stopp, es ist genug! Du bist satt." Und trotzdem habe ich oft einfach noch mehr gegessen. Das hat nichts mit intuitivem Essen zu tun. Ganz im Gegenteil, es ist auf Dauer ungesund.

Wenn du das intuitive Essen gelernt und verinnerlicht hast, erreichst du ein ganz normales, gesundes Körpergewicht, ohne starkes Über- oder Untergewicht.

Bei starkem Untergewicht bekommt dein Körper über lange Zeit ZU WENIGE Nährstoffe, weil du verzichtest, weil du verbietest oder weil du nicht zuhörst. Das hat nichts mit intuitiver Ernährung zu tun.

Bei starkem Übergewicht bekommt dein Körper über lange Zeit ZU VIELE Nährstoffe, weil du Emotionen mit Essen verbindest, weil du Hunger- und Sättigungsgefühl nicht kennst oder weil du nicht zuhörst. Auch das hat nichts mit intuitiver Ernährung zu tun.

Dein Körper ist von Grund auf daran interessiert, ein gesundes Normalgewicht zu haben. Überleg mal: Wofür ist dein Körper eigentlich da? Er ist dafür zuständig, dass du möglichst lang lebst. Sein Ziel ist es also, gesund zu sein. Er will arbeiten und Energie haben, um deine Muskeln und Organe zu versorgen. Außerdem will er fit und gesund sein, damit du mobil und eigenständig leben kannst.

Dein Körper gibt offensichtliche Signale, um dir zu zeigen, was er braucht, um dich möglichst lang und gesund am Leben zu halten. Dein Körper ist etwas ganz Besonderes! Wir Menschen sind so blöd, entschuldige die Wortwahl, dass wir die Körpersignale bewusst ignorieren, den Körper austricksen und freiwillig hungern, nur weil wir es im Moment cool finden, dünn zu sein. Also entschuldige, aber… was soll der Mist? Unser Körper ist so viel mehr als ein blödes Ding, das man austricksen kann. Er hat es nicht verdient, so behandelt zu werden.

So, das musste einmal gesagt werden. Jetzt bin ich wieder entspannt. Weiter geht's.

Beim intuitiven Essen hat jeder Körper eine andere Form. Es bringt bei jedem ein anderes Ergebnis. Denn, neben den anderen Genen, hat jeder von uns einen anderen Alltag, andere Vorlieben und andere Werte. Die einen bevorzugen von Natur aus süße Lebensmittel, die anderen eher salzige. Das beste Beispiel hierfür sind mein Freund und ich. Während ich mir mein Marmeladenbrot schmiere, legt er sich eine Scheibe Salami aufs Brot. Die einen machen lieber Ausdauersport, wie Joggen oder Spazierengehen, die anderen mögen lieber Krafttraining oder gehen schwimmen. So sind alle Menschen verschieden und wir sollten akzeptieren, dass es dadurch viele verschiedene Körperformen gibt. Die einen haben mehr Fettpölsterchen, die anderen weniger. Die einen haben etwas mehr Muskeln, die anderen weniger. Und das ist völlig richtig so.

Bei anderen Dingen akzeptieren wir es auch ohne zu zweifeln. Der eine ist größer, der andere kleiner. Der eine hat blaue Augen, der andere grüne. Auch das ist völlig in Ordnung. Genauso wie die verschiedenen Körperformen.

Wirklich jeder sollte sich mit seinem intuitiven Essverhalten, seinem persönlichen Lebensstil und dem daraus resultierenden Körper wohl und zufrieden fühlen dürfen.

Und glaub mir, wenn du dich intuitiv ernährst, wirst du dich unglaublich wohl in deinem Körper fühlen. Denn er ist nicht mehr dein Feind, sondern dein Freund. Du tust alles dafür, dass es dir selbst gut geht und du dich immer fit und energiegeladen fühlst. Sobald du an diesem Punkt angekommen bist, willst du nichts anderes mehr und du wirst deinen Körper mögen, so wie er ist. Denn du bist glücklich!

Erkenne dein Wohlfühlgewicht

Bei Instagram werde ich häufig gefragt, wie viel und wie schnell ich mit dem intuitiven Essen abgenommen habe. Diese Fragen machen mich immer wieder ein wenig nachdenklich. Als Antwort darauf versuche ich immer klarzumachen, dass das Abnehmen nicht das Ziel des intuitiven Essens ist. Das Thema Gewicht spielt überhaupt keine Rolle. Es wird dir niemals jemand versprechen, dass du mit der intuitiven Ernährung so und so viel Kilo in so und so vielen Wochen verlieren wirst. Es ist KEINE DIÄT. Das muss dir unbedingt klar sein.

Ob du mit dem intuitiven Essen zu- oder abnehmen wirst, kann dir vorher keiner sagen. Vielleicht wird sich dein Gewicht auch gar nicht verändern. Es hängt ganz davon ab, welches Essverhalten du momentan hast und wie sehr es von deinem intuitiven Essverhalten abweicht.

Falls du bisher zwischen strengen Diäten und Überessen hin- und hergewechselt hast, falls du bisher viel mit emotionalem Essen zu tun hattest oder bisher auf viele Lebensmittel verzichtest hast, hast du momentan wahrscheinlich nicht das Gewicht, welches du mit dem intuitiven Essen erreichen wirst.

Wie auch immer sich dein Körper verändern wird, du wirst dich wohlfühlen. Glaub mir.

Du erreichst dein Wohlfühlgewicht ganz automatisch, sobald du das intuitive Essen verinnerlicht hast: wenn du auf deine Körpersignale, wie Hunger und Sättigung, hören kannst und darauf, was dein Körper braucht. Sobald du eine Zeit lang befreit, locker und intuitiv lebst, ohne Verzicht, ohne übermäßige Fressattacken und mit dem glücklichen Leben, dass du dir kreiert hast, dann pendelt sich ein gesundes Körpergewicht ein.

Das Wohlfühlgewicht ist bei jedem Menschen ein anderes. Je nachdem, welche Vorlieben man hat, wie der Alltag abläuft und welche Prioritäten man sich setzt. Jemand, der gern mehr Krafttraining macht, hat logischerweise mehr Muskelmasse als jemand, der lieber Ausdauersport betreibt. Jemand, der im Alltag ständig läuft, tanzt und springt hat einen anderen Körper als jemand, der den Alltag lieber ruhig und gelassen angeht.

Es ist wichtig zu verstehen, dass jeder Körper anders ist. Und das ist gut und richtig. Wir müssen uns nicht zu Aktivitäten zwingen, die wir nicht mögen, oder Dinge tun, die in unserem Alltag keinen Platz haben, nur um so auszusehen, wie es die Modeindustrie gern hätte. Jeder Körper ist wertvoll. Wir müssen das unbedingt endlich akzeptieren.

Wenn du das intuitive Essen verinnerlicht hast und du in einem Leben angekommen bist, dann bist du automatisch glücklich. Du wirst dich rund um die Uhr fit, zufrieden und gesättigt fühlen und spürst beim Essen nichts anderes als puren Genuss. Du darfst zwischendurch auch naschen, wenn es dir guttut, und du machst die Art von Bewegung, die dir Spaß macht, weil es sich gut anfühlt. Das ist Lebensqualität. Damit wirst du dich rundum wohlfühlen und glücklich sein.

Ich habe mein Wohlfühlgewicht schon vor einiger Zeit erreicht. Ich esse intuitiv, nasche auch gern mal ohne Hunger und trinke auch gern mal eine heiße Schoki mit Sahne oder ein Gläschen Wein (auch mal zwei oder drei). Es sind wundervolle Genussmomente, die für mich dazugehören und Lebensqualität bedeuten. Ich mache ab und zu Sport, mal Krafttraining, mal Ausdauer. Am liebsten tanze ich zu meiner Lieblingsmusik durch die Wohnung. Es macht einfach Spaß!

Ich habe mich ganz bewusst für diesen Lebensstil entschieden. Das Gewicht, welches entsteht, wenn ich eine Zeit lang so lebe, ist mein persönliches Wohlfühlgewicht. Ein normales, gesundes Gewicht. Hier und da sind ein paar Fettpölsterchen, auch einige Muskeln sind zu sehen und ich könnte damit nicht zufriedener sein.

Wirf die Waage raus

Schon ganz zu Beginn habe ich die Waage aus meinem Leben geschmissen. Die Zahl auf dem Gerät kann Diätgedanken triggern. Sie kann dein Körperbefinden beeinflussen, und auch deine Laune und dein Selbstbewusstsein können darunter leiden, wenn du dieser Zahl einen zu hohen Stellenwert gibst.

Ich habe mich früher sehr oft gewogen, meist sogar täglich. Wenn dort ein Plus zu sehen war, hatte ich sofort schlechte Laune. So klein das Plus auch war, ich zwang mich zu noch mehr Sport und zu noch weniger Essen. Mein ganzes Leben machte ich abhängig von dieser einen Zahl auf der Waage.

Die Zahl, die dein Körpergewicht ausdrückt, hängt von vielen verschiedenen Faktoren ab. Wenn sie steigt, kann das zum Beispiel folgende Ursachen haben:

- Zyklus: kurz vor der Periode (z.B. Veränderungen im Hormonhaushalt: Wassereinlagerungen)
- Sport & Ernährung (z.B. mehr Muskelmasse, Wassereinlagerung)
- Nahrung im Körper
- Sommer, große Hitze (z.B. Veränderung der Blutgefäße: Wassereinlagerungen)

Es ist ganz normal, dass dein Gewicht hin und wieder schwankt. Je nach Alltag, Wetter und körperlichen Aktivitäten kannst du plötzlich 2 Kilo mehr wiegen, ohne an Fettmasse zugenommen zu haben. Denke daran, dass dein Körper sich um deine Gesundheit kümmert. Er macht alles richtig. Schlechte Laune wegen einer erhöhten Zahl ist hier völlig unangebracht.

Wenn du das Gefühl hast, du hättest zugenommen, stelle dich nicht sofort auf die Waage. Überlege erst einmal, woher das Gefühl kommen könnte. Hast du in letzter Zeit Sport gemacht? Hast du gestern Abend viel gegessen? Herrschen heiße Temperaturen draußen? Zieh dir bequeme Kleidung an, tu das, was dich glücklich macht und konzentriere dich auf die positiven Dinge im Leben.

Ein paar Tage später wirst du dich wahrscheinlich von allein wieder angenehm und leicht fühlen. Da wäre es doch schade, wenn du dich unnötig schlecht gefühlt und an dir gezweifelt hättest.

Schmeiß die Waage raus! Ohne Waage kannst du deinen Körper viel schneller und intensiver kennen lernen. Du kannst deine Gewichtsschwankungen einordnen und dein Wohlbefinden besser steuern. Wenn es dir schwerfällt, löse dich Schritt für Schritt von deiner Waage. Wiege dich immer seltener und versuche mehr und mehr auf die Veränderung deines Körpers zu achten. Finde dein eigenes Tempo.

Angst vor dem Zunehmen

Ich selbst kenne die Angst vor dem Zunehmen sehr gut. Vor allem, wenn man mit strengen Diäten ein paar hartnäckige Kilos verloren hat, ist der Gedanke an eine

Zunahme furchtbar. „Dann wäre das alles umsonst gewesen." Auch der gesellschaftliche Druck kann dazu führen, dass die Sorgen und die Angst vor einer Zunahme wachsen. Bei mir war es früher immer so, dass ich unglaublich viele Komplimente bekam, wenn ich ein wenig abnahm: „Wow! Du hast abgenommen! Sieht toll aus!" Das machte mich zwar unglaublich stolz und glücklich, doch gleichzeitig entstand der Gedanke, was die Leute wohl denken würden, wenn ich wieder zunehme. „Dann würde ich als schwach und inkonsequent dastehen. Wahrscheinlich würden sie hinter meinem Rücken über mich sprechen", dachte ich. Ich hatte damals in vielerlei Hinsicht unfassbare Angst davor zuzunehmen.

Und damit war ich nicht allein. Unglaublich viele möchten mit dem intuitiven Essen beginnen und haben große Angst, sich von Diäten zu lösen. Manche erzählen mir, sie wollen erst noch ein wenig mithilfe von Diäten abnehmen, bevor sie mit dem intuitiven Essen starten, weil sie Sorge haben, damit stark zuzunehmen. Das wird nicht funktionieren!

Vielleicht gibt es dir Mut, wenn ich dir erzähle, dass ich zu Beginn mit dem intuitiven Essen erst einmal etwas zunahm. Ich musste Frieden mit dem Essen schließen und es war in Ordnung. Ich habe nicht massig zugelegt, sondern ein paar kleine Wohlfühlkilos ergattert. Mit der Zeit wurde ich sicherer im intuitiven Essen und hörte jedes Mal ganz achtsam in mich hinein, bevor ich etwas aß. Nebenher und ganz in Ruhe entwickelte sich ein gesundes Gewicht und ich war wunschlos glücklich. Es machte mir damals große Freude, meinen Körper so genau verstehen zu können und herauszufinden, was und wie viel er wirklich brauchte und welcher Teil meiner Ernährung nur reine Nascherei war. Dadurch griff ich nur selten zu Süßigkeiten und trank sehr wenig Alkohol. Wirklich nur dann, wenn ich sicher war, dass es mir damit viel besser gehen würde. Gleichzeitig machte ich vermehrt Sport, weil es mir guttat und ich es spannend fand, wie positiv mein Körper darauf reagierte. Ich glaube, so wenig wie zu dieser Zeit wog ich noch nie. Mir ging es damit richtig gut und ich fühlte mich pudelwohl und glücklich. Nach einer Weile wurde es mir jedoch zu anstrengend, so kleinlich mit mir umzugehen. Mittlerweile glaube ich, dass ich mich dahingehend habe etwas beeinflussen lassen. Einige Menschen, die über das intuitive Essen berichten, sind der Meinung, dass man genauso penibel vorgehen sollte, aber eigentlich zielen sie doch innerlich darauf ab, möglichst viel Gewicht zu verlieren. Heute weiß ich: Damit ist das Thema völlig verfehlt. Mit dieser Einstellung und den Abnehmgedanken im Hinterkopf wäre ich niemals so glücklich geworden, wie ich es heute bin.

Ich beschloss also irgendwann, dass ich etwas ändern möchte. Ich stellte mir meine Zukunft so vor, dass ich bedenkenlos einfach ein Stück Kuchen essen könnte, ohne zweimal zu überlegen, ob das nun wirklich sein muss. Stattdessen wollte ich einfach hineinbeißen können, weil es mir schmeckt, weil es mir Spaß macht und weil ich weiß, dass es mir guttut. Und wenn es mein Körper nicht braucht, braucht es meine Seele. Ich entschied mich also irgendwann dazu, dass ich alles etwas lockerer sehen möchte.

Wenn ich einen Kuchen essen möchte, dann überlege ich natürlich immer noch, ob ich das auch wirklich will, wie bei allen anderen Lebensmitteln auch. Es geht mittlerweile jedoch eher um das Wollen, statt um das Brauchen. Ich weiß, dass mein Körper keinen Kuchen braucht. Aber ich weiß auch, dass ich ihn jetzt essen und genießen möchte und dass es mich glücklich machen wird. Für dieses Stück Lebensqualität nehme ich die paar zusätzlichen Kilos gern in Kauf.

Ich habe mich bewusst dazu entschieden, dass ich ein Mensch bin, der gern mal eine fettige Pizza isst und süße Cocktails schlürft. Manchmal möchte ich auch etwas mehr essen, als es mein Körper braucht. Ich möchte an manchen Tagen faul sein und den ganzen Tag auf dem Sofa liegen. Und ich möchte auch mal den Kuchen meiner Freundin probieren, ohne körperlich hungrig zu sein. Ja, dadurch habe ich ein paar Kilos mehr als am Anfang, aber dafür bin ich zu 100 Prozent glücklich. Das ist mir viel wichtiger.

Entscheide dich für ein Leben, das dich glücklich macht!

Vor allem die anfängliche Zunahme löst bei vielen Angst und Sorge aus. Deswegen hier einmal eine kleine Übung, um dir die Angst zu nehmen und deine Gedanken ins Positive zu lenken.

Denke daran, dass dein Körper nicht freiwillig maßlos übergewichtig sein möchte. Hast du das intuitive

Essen verinnerlicht, wirst du ein gesundes Gewicht erreichen, auch wenn dieses eventuell über dem heutigen Schönheitsideal liegt.

Stelle dir vor, du würdest 2 Kilo zunehmen. Was wäre dann? Was würde sich ändern? Verändert sich dadurch deine Partnerschaft? Oder die Beziehung zu deinen Freunden? Verändert sich etwas in Bezug auf deine Familie, deinen Job, deine Wohnung, deine Vorlieben oder Hobbys? Nein! Es wird sich überhaupt nichts verändern. Wahrscheinlich nicht einmal deine Kleidergröße.

Nun stell dir vor, du würdest 5 Kilo zunehmen. Würde sich etwas von den oben genannten Aspekten verändern? Nein! Nun, es kann sein, dass sich deine Kleidergröße verändert und du ein paar neue Klamotten brauchst. Das ist vielleicht erstmal ärgerlich, weil du Geld dafür ausgeben musst. Aber: All die Sachen, die du gern machst, wie etwas trinken gehen, vor dem Fernseher Chips naschen oder was auch immer, all das wird kein Problem mehr sein. Außerdem hast du neue, bequeme Kleidung, in der du dich rundum wohl fühlst. Du kannst dich entspannen und genießen. Du bist glücklich! Das ist so viel mehr wert als eine Zahl auf der Waage.

Gehen wir noch einen Schritt weiter: Was wäre, wenn du 10 Kilo zunimmst? Angenommen, das liegt in einem gesunden Bereich. Glaub mir! Wenn du dich wirklich wohl und frei fühlst und dich bewusst für dieses wundervolle Leben entscheidest, dann strahlst du das aus. Deine Familie, deine Freunde und dein Partner sind entspannt und glücklich, wenn sie mit dir zusammen sind. Denn du bist entspannt und versprühst Freude und Leichtigkeit.

Wie sagt man so schön? Das Lächeln ist das schönste Make-up einer Frau (und eines Mannes natürlich auch). Und das ist so wahr! Bist du glücklich, bist du wunderschön!

Intuitiv zu essen bedeutet nicht, sich gehen zu lassen, sondern genau das Gegenteil. Es bedeutet, bewusst gesunde Entscheidungen zu treffen. Mach dir das immer wieder klar.

Falls du wirklich viele Kilo zunehmen solltest und sich dein Gewicht in einem ungesunden Bereich befindet, wird es Zeit, dass du dich selbst fragst, woran das liegt. Was ist das Problem? Hinterfrage deine Gedanken und dein Verhalten und höre in dich hinein. Vielleicht schwirren Diätgedanken in deinem Hinterkopf, die dir das intuitive Essen erschweren, vielleicht verbietest du dir unbewusst noch bestimmte Lebensmittel oder es handelt sich zu oft um emotionales Essen. Achte immer gut auf dich und dein Wohlbefinden.

Spaß an Bewegung

Sport gehört wie die Ernährung auch zu einem glücklichen Leben. Wir Menschen sind dazu gemacht, uns zu bewegen; der Körper will gefordert und beschäftigt werden. Wie beim Essen auch, musst du lernen, deinem Körper wieder zuzuhören und auf seine Signale zu achten. Sobald du deinen Körper und seine Signale wertschätzt und ihm vertraust, wird er dir ganz genau sagen, wann er wie viel Bewegung braucht und wann nicht.

Sport wird oft nur dazu genutzt, Kalorien zu verbrennen oder einen Ausgleich zu schaffen, wenn zu viel gegessen wurde. Kurz gesagt: um abzunehmen.

Dabei gibt es, was die sportliche Betätigung betrifft, zwei Extreme:

- **Sportzwang**: Du hast das Gefühl, Sport machen zu MÜSSEN und kannst ohne nicht entspannen. Machst du einmal keinen Sport, hast du ein schlechtes Gewissen. Du kontrollierst all deine Bewegungen und setzt dich dabei unter Druck.
- **Sportmuffel**: Du kannst dich nicht zum Sport überwinden und empfindest es nur als anstrengend und nervig.

Bei mir persönlich war es ein Wechsel zwischen den Extremen. Mitten in einer Diät machte ich täglich krasse Workouts, notierte alles und setzte Kreuze in den Kalender. Fragte mich jemand, ob wir das Auto nehmen oder laufen sollen, entschied ich mich für das

Laufen. Laufen bedeutete verbrannte Kalorien und außerdem eine höhere Schrittzahl auf meiner Fitnessuhr.

Wenn ich die Diät irgendwann (mal wieder) aufgab, wurde ich gleichzeitig zum größten Sportmuffel. Wenn jemand fragte: „Sollen wir das Auto nehmen oder laufen?", wartete ich die Frage meist gar nicht bis zum Ende ab, sondern rief ein lautes „Um Gottes willen, nein! Wir fahren!" dazwischen.

So oder so, mit Spaß und Freude an Bewegung hat das überhaupt nichts zu tun! Unser Ziel ist es, dass du dich freiwillig bewegst, weil du es von innen heraus möchtest. Du willst spüren, wie gut dir Bewegung tut, wie viel Energie sie dir bringt und wie sie dich motiviert. Das alles ohne Zwang, ohne Druck und ohne Kontrolle. Dafür mit Leichtigkeit und Lebensfreude.

Ich bin diesen Weg auch gegangen und ich habe es tatsächlich geschafft! In meinem ganzen Leben hätte ich niemals für möglich gehalten, dass ich am Wochenende morgens aufstehe und freiwillig eine kleine Sporteinheit mache, weil ich weiß, dass es mir Spaß macht und mir Energie bringt. Wenn ich Sport mache, gibt es nur eine Art von Kontrolle: Wie beim Essen auch kontrolliere ich, wie es mir geht. Das Ziel ist es, dass ich glücklich bin! Verbrannte Kalorien, die Anzahl der Schritte, die Anzahl der hinter mich gebrachten Übungen ... All das spielt überhaupt keine Rolle. Denn es geht nicht ums Abnehmen oder Kalorien verbrennen. Es geht um mein Wohlbefinden.

Genau dort wollen wir hin. Ich bin mir ganz sicher, dass du das auch schaffst!

Definiere deine Ziele

Sichtbare und definierte Muskeln sind im Moment ein Schönheitsideal, welches viele unter uns erreichen möchten. Ich selbst wollte früher auch immer ein Sixpack und definierte Arme haben und beneidete die Menschen, die solch einen Körper hatten. Ganz ehrlich, das kann schon toll aussehen. Auch heute finde ich es noch schön und bemerkenswert. Der Unterschied zu früher ist, dass ich nicht mehr tauschen möchte. Ich hätte damals alles dafür getan, um so einen Körper zu haben. Heute weiß ich, wie viel Arbeit und Disziplin hinter so einem Aussehen steckt und ich weiß, dass ich das einfach nicht bin. In das Leben, welches ich führen will und womit ich glücklich bin, passen keine hart antrainierten Muskeln. Das bin nicht ich.

Wenn ich heute solche muskulösen Körper sehe, denke ich: „Wow! Das sieht toll aus!", und gehe weiter. Ganz anders als früher, als ich dachte: „Das ist so schön, ich will das auch! Wieso kann ich nicht so diszipliniert sein? Warum bin ich so schwach? Ich würde alles dafür tun, diesen Körper zu haben!"

Oh Mannomann. Nie wieder diese Selbstzweifel!

Erst einmal ist es wichtig zu wissen, warum wir diese Muskeln eigentlich so attraktiv finden. Schauen wir uns das mal bei Männern an. So ein muskulöser Mann ist ja schon was Schickes. Dass wir das so empfinden, liegt an unserem Urinstinkt. Ein Mann, der stark ist, kann uns und unsere Familie beschützen, er kann für uns arbeiten und genug Nahrung für uns bereitstellen. Darauf waren wir Frauen früher angewiesen.

Wie ist das denn nun bei Frauen? Ganz ehrlich? Ich denke, das ist einfach wieder einer dieser Trends, bei denen wir gar nicht wissen, was überhaupt dahintersteckt. Also schauen wir uns das einmal genauer an:

Schon zu Beginn habe ich beschrieben, dass Schönheitsideale immer einen bestimmten Lebensstil ausdrücken sollen. So habe ich das Beispiel aufgezeigt, dass wir braun sein wollen, weil es bedeutet, dass wir wohlhabend sind und uns regelmäßigen Urlaub leisten können. Alles, was schwer zu erreichen ist, wollen wir umso mehr, um uns von allen anderen abzuheben. Mit den Muskeln ist das ganz ähnlich:

Früher, vor vielen Jahren, bedeuteten Muskeln, dass ein Mensch hart arbeitete. Wenn er beispielsweise Baumfäller war, musste er täglich die gleichen, anstrengenden Bewegungen machen. Durch die ständige Wiederholung bildete der Körper die Muskeln aus, die dieser Mensch brauchte. In diesem Fall also wahrscheinlich die Arm- und die Rückenmuskeln. Somit wurde er stärker und konnte die Bewegungen, die er brauchte, leichter und sicherer ausführen. Das Ganze hatte damals also einen Sinn und Zweck.

Heutzutage sind Berufe, in denen man körperlich sehr hart arbeiten muss, in unserer Gesellschaft eher selten geworden. Wir besitzen Autos, müssen also nicht viel gehen und die meisten Arbeitskräfte wurden bereits durch Maschinen ersetzt. Auch unsere Nahrung müssen wir nicht vorher selbst jagen, wir fahren dafür einfach in den Supermarkt. Bei diesem Lebensstil baut der Körper keine extremen Muskeln auf. Wofür auch? Er braucht sie ja nicht. Doch wie war das? Wir wollen das, was für die meisten schwer zu erreichen ist. Definierte Muskeln sind in der heutigen Zeit etwas Besonderes, was man in der Regel nicht im Alltag erreicht, sondern nur durch harte Arbeit in der Freizeit. Es drückt Disziplin und starken Willen aus. Also empfinden wir es als schön. Es ist ganz einfach ein Trend.

Für Frauen ist es aus anatomischen Gründen sogar noch ein Stück härter, definierte Muskeln zu bekommen, als für Männer. Männer haben einen höheren Testosteronanteil, der eine anabole, also muskelaufbauende Wirkung hat. Frauen sind ganz einfach nicht dafür gemacht. Umso bemerkenswerter ist es natürlich, wenn man als Frau trotzdem einen muskulösen Körper hat.

Also gut, wir wissen alle, dass Männer und Frauen mit definiertem Körper in der Regel keine harten Berufe haben, sondern dafür Sport treiben. Diese Leute haben die Zeit, die Motivation und den Spaß daran, nach der Arbeit zum Beispiel ins Fitnessstudio zu gehen und ihre Kräfte auf die Probe stellen, um ihre Muskeln zu trainieren.

Frage dich doch ganz einfach mal selbst: Willst du das wirklich? Brauchst du das wirklich? Hast du den Wunsch, dass alle anderen sehen, dass du mehrmals wöchentlich trainierst? Das kann natürlich gut sein. Wie gesagt haben viele Menschen große Freude daran und es ist für sie der perfekte Ausgleich zum anstrengenden Alltag. Für manche ist es eine Leidenschaft, die sie glücklich macht. Und das ist völlig in Ordnung.

Ich persönlich hatte nie große Freude an Fitnessstudios, ich mochte die Atmosphäre dort nicht. Ich mochte es auch nicht, beim Sport ständig über meine Grenzen hinauszugehen und meinen Körper so sehr zu fordern, wie ich nur konnte. Außerdem habe ich nicht das Bedürfnis, irgendjemandem etwas zu zeigen oder zu beweisen, was ich gar nicht bin.

Denke immer daran: Du entscheidest selbst, wer du bist und welches Leben du führst.

Du kannst große Muskeln schön und attraktiv finden, auch wenn du sie selbst nicht mehr aufbauen möchtest. So ein Körper ist auch wirklich bewundernswert. Denn es gehört mehr dazu, als nur regelmäßig zu trainieren.

Schau dir das Leben von Fitnessmodels mal genau an. Bei ihnen dreht es sich rund um die Uhr um Fitness und Ernährung. Ein Bodybuilder beispielsweise trainiert sehr oft und sehr hart, das ist klar. Außerdem nehmen viele Nahrungsergänzungsmittel zu sich, wie Kreatin oder Koffein, für einen noch schnelleren Muskelaufbau, für noch mehr Kraft und noch mehr Energie. Das ist das eine. Auch die Ernährung ist dabei sehr wichtig. Muskelaufbau bedeutet gleichzeitig Aufbau von Masse. Man muss also viel essen und eventuell zunehmen, um einen Muskelaufbau zu garantieren. Bodybuilder haben im Winter in der Regel keine sichtbare Muskulatur. Denn in dieser Zeit, in der sie

Muskeln aufbauen, essen sie teilweise mehrere tausend Kalorien am Tag. Jetzt magst du vielleicht denken: „Ist doch cool! Und mega einfach." - Falsch gedacht. Denn für einen Muskelaufbau nehmen die Bodybuilder keine leeren Kalorien zu sich, sondern Gemüse, weißes Fleisch, Reis, Eier und Ähnliches. Ich hatte einen Kommilitonen an der Uni, der Bodybuilder war. Es war so krass, das zu beobachten. Er sagte, er würde täglich 5000 Kalorien zu sich nehmen. Früh morgens, noch vor der ersten Vorlesung, packte er seine große Schüssel, gefüllt mit Rührei, aus. Natürlich ohne Ketchup, Salz oder andere Gewürze. Drei Stunden später aß er eine große Schüssel mit Reis und Hähnchen. Ohne Soße! Alle drei Stunden stand ein neues Gericht auf seinem Tisch, von dem es mir schon beim Anblick schlecht wurde.

Sind die Muskeln dann mit zusätzlich hartem Training aufgebaut, kommt die nächste Phase: Diät. Hier geht es darum, die Muskeln zu definieren. Bei diesen krassen Diäten wird die Kalorienzufuhr weit heruntergeschraubt. Dabei verliert der Körper nicht nur Fett, sondern auch einen Teil der Muskulatur. Trainiert wird weiterhin regelmäßig. Dafür hat man im Sommer einen definierten Körper. Das muss natürlich nicht bei jedem Bodybuilder genauso ablaufen. Ich war damals echt geschockt, als ich erfahren habe, wie das alles funktioniert. Das ganze Leben dreht sich darum, im Wechsel Muskeln aufzubauen und Diät zu machen. Immer wieder von vorn. Ganz ehrlich? Das ist bemerkenswert! Ich finde es immer wieder erstaunlich, wenn Menschen darin aufgehen und eine Leidenschaft entwickeln.

Das ist aber definitiv nicht mein Leben. Auch nicht in abgeschwächter Version.

Ich esse einfach gern Pizza, trinke hin und wieder ein Gläschen Wein und genieße leckere Chips auf dem Sofa. Das ist für mich Lebensqualität. Bei diesem Lebensstil ist es klar, dass ich kein definiertes Sixpack habe. Das muss ich dann auch akzeptieren. Ich denke mir immer: „Wenn ich gern Pizza esse und Wein trinke, dann sieht man auch, dass ich gern Pizza esse und Wein trinke." Das darf von mir aus auch jeder wissen.

Ich mache ab und zu richtig gern Sport, auch mal Krafttraining. Wenn ich anspanne, habe ich an manchen Stellen sogar sichtbare Muskeln. Das ist ganz cool, muss aber nicht sein. Das ist nie mein Ziel, sondern ein netter Nebeneffekt meiner Lebensweise. Ich gehe auch gern spazieren, laufe lieber, als das Auto zu nehmen und tanze gern schwungvoll durch die Bude. Das bedeutet für mich Lebensfreude! Das will ich! Und deshalb ist es mir auch egal, dass ich im Sommer ein kleines Bäuchlein habe. Das ist es mir sowas von wert!

Entscheide dich bewusst für das, was du erreichen willst. Akzeptiere, dass sich deine Körperform deinem Lebensstil anpasst. Wenn du gesund, lebensfroh und gelassen leben willst, sieht dein Körper automatisch gesund, lebensfroh und gelassen aus. Das finde ich persönlich wunderschön.

Löse dich vom Bewegungszwang

Löse dich vom Bewegungszwang: Das hört sich ja ganz leicht an. Doch oftmals ist es das gar nicht. Auch für mich war es schwierig, das umzusetzen. Jahrelang habe ich mich so oft unter Druck gesetzt und gedacht, dass Sport ein Muss ist, wenn ich abnehmen und glücklich sein möchte. Jahrelang hatte ich das Ziel, Muskeln aufzubauen und gleichzeitig richtig schlank zu sein.

Deswegen war es für mich ein unglaublich wichtiger Schritt, alles hinter mir zu lassen und von Neuem anzufangen.

Was ich bei Instagram sehr häufig beobachte, ist das Sammeln und Zählen von täglich mindestens 10 000 Schritten. Ich habe das auch eine Zeit lang gemacht. Vor allem, weil ich daran geglaubt habe, dass mich das Zählen der Schritte zu mehr Bewegung motiviert und ich damit abnehmen kann. Dafür hatte ich eine Smartwatch zur Kontrolle. Wenn ich die 10 000 Schritte erreicht hatte, war auf dem Display der Uhr ein kleines Feuerwerk zu sehen und das machte mich glücklich. Im Umkehrschluss hat mich die Uhr daran erinnert, mich zu bewegen, wenn ich eine Zeit lang stillsaß. Wenn ich zurückblicke, hat mich diese Uhr alles andere als motiviert und glücklich gemacht. Sie setzte mich so sehr unter Druck, dass ich manchmal abends durch die Wohnung gelaufen bin, um die Schritte vollzukriegen, obwohl ich hundemüde und erschöpft war. Wenn ich das Ziel nicht erreichte, aus welchen Gründen auch immer, war ich enttäuscht von mir. Das hat nichts mit

Glücklich sein zu tun. Lass dich niemals von einer Zahl unter Druck setzen! Das macht keinen Sinn! Und vor allem macht es dich nicht glücklich.

Bewegung ist wichtig, Laufen ist gesund und tut dem Körper gut. Durch Druck und Zwang hatte ich leider den Spaß an Bewegung verloren. Ich ging nicht spazieren, weil ich es wollte, sondern weil ich musste. Das ist ein großer und wichtiger Unterschied. Wenn ich nicht musste, weil ich beispielsweise im Urlaub war und mir eine Diätpause gegönnt habe, bewegte ich mich freiwillig keinen Millimeter.

Heute habe ich den Spaß an der Bewegung zum Glück wiedergefunden. Du kannst das auch! Dafür habe ich ein paar tolle Tipps für dich.

Kaufe dir passende Kleidung

Bewege dich ausschließlich in Klamotten, die dir passen und die für deine Art von Bewegung geeignet sind. Dass du dich in deiner Kleidung wohlfühlst, ist das A und O beim Sport. Wenn der Hosenbund drückt, der BH kneift und das Shirt ständig hochrutscht, kann das Ganze keinen Spaß machen. Wenn du allerdings Kleidung trägst, die sich gut auf deiner Haut anfühlt, die dir richtig passt und in der du dich wundervoll eingepackt fühlst, kannst du dich unbeschwert auf dich und deinen Körper konzentrieren. Du kannst die Bewegung intensiv wahrnehmen, beobachten, was dabei in deinem Körper passiert, und vor allem kannst du genießen.

Probiere alles aus

Probiere verschiedene Arten von Bewegung aus und finde dadurch eine Sportart, die dir Spaß macht. Finde heraus, ob du dich lieber drinnen oder draußen bewegst, ob du lieber allein oder in Gemeinschaft Sport treibst oder wie schnell, wie oft und wie intensiv deine Bewegungen sein sollen. Gehe schwimmen, mache Spaziergänge, probiere Yoga, fahre Fahrrad, spiele Federball oder mache verschiedene Workouts aus dem Internet. Probiere alles aus und beobachte achtsam, wie es dir dabei geht. Davor, währenddessen sowie danach. Gehe dabei nicht nach Trends oder Empfehlungen, sondern mache dein eigenes Ding. Tu das, worauf du Lust hast und was dir guttut. Du allein weißt, welche Art von Bewegung dein Körper braucht.

Lege die Fitnessuhr ab

Bewege dich intuitiv! Ohne zu tracken, ohne zu kontrollieren und ohne zu prüfen, wie lang du dich bewegt hast und wie viele Kalorien verbrannt wurden. Das alles triggert Abnehmgedanken und hat hier überhaupt nichts zu suchen. Bei den Fitnesstrackern ist oft das Problem, dass du dich nur darauf konzentrierst. Wenn du das Ziel nicht erreicht hast, dich mal verrechnet hast oder mehr erwartet hast, dann wirst du höchstwahrscheinlich enttäuscht sein und negative Gefühle haben. Durch all das wird die Bewegung mit negativen Emotionen behaftet sein. Tu dir das nicht an! Es ist sinnlos.

Wirf den Fitnesstracker zur Seite, genieße die Bewegung, achte auf deinen Körper und seine Signale und freue dich darüber, dass du deinem Körper endlich das geben kannst, was er braucht.

Finde dein eigenes Tempo

Mach Pausen, wenn dir danach ist, schalte einen Gang zurück, wenn es zu viel wird, und hör einfach auf, wenn es dir nicht guttut. Es gibt keine Regeln und keinen Plan. Alles geschieht intuitiv. Es kommt einzig und allein darauf an, dass es dir gut geht und dass du glücklich bist.

Nimm kleine Bewegungen als Bewegung wahr

Oftmals unterschätzt man, wie viel die Alltagsbewegung ausmacht. Es gibt Zeiten, in denen bewege ich mich im Alltag so viel, dass ich gar keine zusätzliche Bewegung mehr brauche. Meinem Körper genügt es manchmal, dass ich die Treppen nehme oder beim Einkaufen durch die Gänge laufe. Es erfüllt mich, zu meiner Lieblingsmusik zu tanzen und ich bin glücklich, wenn ich mit meinem Neffen Fangen spiele. Lerne, die Bewegungen wertzuschätzen, und siehe sie als etwas an, das dir guttut und dich gesund und fit hält.

Als ich mit dem intuitiven Essen begann, legte ich Fitnesstracker und Ähnliches ab. Ich konzentrierte mich voll und ganz auf mein Essverhalten und mein Wohlbefinden. Sport machte ich gar keinen. Ich ging nicht einmal spazieren, weil ich keinen Spaß mehr daran hatte. Ich möchte nicht sagen, dass du es genauso machen sollst. Bewegung tut gut und ist gesund, gar keine Frage. Wenn dein Körper nach Bewegung fragt und es sich richtig anfühlt, bewege dich unbedingt. Für mich persönlich war es damals das Beste, vorerst Abstand davon zu nehmen.

Ich lernte auf dem Weg zum intuitiven Essen, meinen Körper wieder zu verstehen und seine Signale zu deuten. Ich fühlte mich mehr und mehr im Einklang mit mir selbst. Eines Tages saß ich den ganzen Morgen in Vorlesungen, als mich plötzlich die große Lust überkam, in der Mittagspause eine Runde zu spazieren. Es war, als ob mein Körper mir zu sagen versuchte, dass er nun Bewegung brauchte und dass mir das guttun würde. Also probierte ich es aus. Und es war wundervoll. Ich lief eine Runde durch einen nahe gelegenen Wald und ging ganz achtsam vorwärts. Schritt für Schritt. Wie viele Schritte ich ging, wie viele Kalorien ich verbrannte oder wie viele Kilometer ich hinter mich brachte, das alles spielte keine Rolle. Das Einzige, was zählte, waren ich und mein Wohlbefinden. Während ich durch das Waldstück spazierte, sog ich die frische Luft und den Duft der Blumen förmlich ein. Es war ein unglaublich wohltuendes Gefühl, meinen Körper zu bewegen. So als wäre es das einzig Richtige in diesem Moment. Zurück in der Uni hatte ich das Gefühl, ein neuer Mensch zu sein. Ich war wieder konzentriert, motiviert und entspannt. Dieses Gefühl war so wundervoll, dass ich am nächsten Tag direkt wieder einen

Spaziergang machen wollte. Irgendwann ging ich sogar abends zuhause eine kleine Runde um den Block. Mein Körper fragte mich plötzlich immer häufiger nach Bewegung. Mit der Zeit habe ich unglaubliche Freude daran gefunden. Ich probierte verschiedene Bewegungsarten aus, um herauszufinden, welche mir guttun. Ich persönlich mag Abwechslung. Manchmal mache ich einen großen Spaziergang, manchmal gehe ich joggen und ich mache hin und wieder auch Krafttraining oder Yoga. Schwimmen im Schwimmbad und Bewegung im Fitnessstudio sind dagegen nicht mein Ding.

Während alledem gewöhnte ich mir damals Bewegung im Alltag an. Es sind kleine Dinge, die summiert einen riesigen Unterschied im Wohlbefinden ausmachen. Ich nehme beispielsweise die Treppe statt des Aufzugs. Nicht immer, aber sehr häufig. Manchmal parke ich das Auto extra ein Stück weiter entfernt, sodass ich ein paar Schritte zum Ziel laufen kann. Diese kleinen Gewohnheiten machen meinen Tag perfekt. Es ist kein krasser Sport für mich, keine Überwindung und kein Zwang. Es ist eine Wohltat. Auch heute noch gibt es Tage, an denen ich mich sehr wenig bewege. Das ist auch in Ordnung. Doch die aktiven Tage gefallen mir weitaus besser.

Wie du merkst, läuft das mit der Bewegung ganz ähnlich ab wie mit der Ernährung: intuitiv.

Es kann sein, dass dein Körper dich früher oder später von allein nach Bewegung fragt, das muss aber nicht sein. Probiere einfach einige Sportarten in Ruhe und achtsam aus, um überhaupt erst einmal festzustellen, dass Bewegung etwas Wohltuendes ist und dass es auch ohne Stress und Druck geht. Nimm die positiven Auswirkungen wahr und erkenne die wundervolle Leichtigkeit, die Sport mit sich bringen kann. Schritt für Schritt. In deinem Tempo.

Wenn du das Gefühl hast, dass Bewegung dir im Moment guttun würde, gehe wie beim Essen auch in dich und versuche herauszufinden, was dir gefallen würde. Möchtest du einen kleinen Spaziergang machen? Oder hast du das Gefühl, dich richtig auspowern zu wollen? Wie wäre es mit einem Yoga Video für Anfänger aus dem Internet? Oder mit Seilspringen? Vielleicht möchtest du ins Schwimmbad gehen und einige Runden im Wasser planschen?

Ziehe alles in Betracht und probiere einmal alles achtsam aus. Auch die Dinge, die bisher eine Qual für dich waren, können wundervoll sein, wenn du sie ohne Druck ausführst.

Ich wünsche dir viel Genuss dabei, Spaß und Freude am Sport zu entdecken.

Selbstliebe – lerne, dich selbst zu lieben

Zuerst einmal Klartext: Ich weiß, wie schlimm sich Übergewicht anfühlen kann. Ich weiß, wie schmerzhaft es ist, wenn die Oberschenkel im Sommer aneinanderreiben. Ich weiß, wie unangenehm es ist, bei jeder kleinen Anstrengung in Schweiß auszubrechen. Und ich weiß auch, wie blöd es ist, die Beine nicht übereinander schlagen zu können. Das alles ist einfach kacke. Punkt.

Du weißt mittlerweile, dass wir mit der intuitiven Ernährung einen gesunden, normalgewichtigen Körper erzielen. Der Wunsch kann unglaublich groß und wichtig für dich sein, war er für mich damals auch. Gleichzeitig ist es von großer Bedeutung, dass dieser Wunsch abzunehmen in den Hintergrund rückt. Nur so kannst du das intuitive Essen überhaupt verinnerlichen. Vielleicht weißt du das mittlerweile schon, aber ich möchte es dir verdeutlichen, weil das Thema Selbstliebe nicht zu unterschätzen ist: Wenn du ständig den Wunsch hast, Gewicht zu verlieren, dünnere Beine zu haben, schlankere Arme oder einen flacheren Bauch zu bekommen, dann wirst du gleichzeitig immer Sorge haben, es nicht zu erreichen. Du wirst im Umkehrschluss Angst haben zuzunehmen und wirst anfangen zu zweifeln. Du wirst zweifeln, ob du das nun wirklich essen solltest oder nicht. Auch wenn es dein Körper wirklich braucht. Folglich wirst du deinem Körper niemals dein volles Vertrauen schenken können. Und genau dieser Fakt wird dich davon abhalten, das intuitive Essen zu verinnerlichen.

Selbstliebe ist ein Teil des intuitiven Essens. Ein großer Teil. Ohne die Selbstliebe wäre ich heute niemals so glücklich und zufrieden mit meinem Körper, wie ich es heute bin. Selbst, wenn ich das intuitive Essen zu 100 Prozent verinnerlicht hätte. Ja, ich habe hier und da ein paar Fettpölsterchen und meine Oberarme winken mit, wenn ich mich von jemandem verabschiede, doch das ist okay. Es ist das Normalste der Welt. Und vor allem: Das bin ich. Und ich bin genau richtig. Glaub mir: Dass ich jemals so über mich denken würde, habe ich niemals für möglich gehalten. Doch es geht! Und du schaffst das auch!

Los geht's! Lass uns das Thema mit der Selbstliebe angehen!

Die Selbstliebe spielt auf dem Weg zum Glücklichwerden eine überaus große Rolle. Ich selbst habe es lange Zeit unterschätzt und bin unglaublich froh, den Wert und die Wichtigkeit irgendwann erkannt zu haben. Mit der Selbstliebe wirst du lernen, dich selbst, deine Gefühle, deine Gedanken und vor allem deinen Körper allumfassend anzunehmen und zu akzeptieren.

Wie der Buchtitel schon verrät, geht es in diesem Buch darum, endlich glücklich zu werden. Und zwar von innen heraus! Du musst nicht erst deine Hülle verändern, um innerlich glücklich zu werden. Nein. Es funktioniert sogar genau andersherum. Bist du von innen heraus glücklich und fühlst dich wohl und geborgen in deinem Körper, wirst du ganz automatisch Acht auf ihn geben. Dein Körper ist dein Zuhause. Er ist dein wertvollster Besitz. Es wird Zeit, dass du ihn als solchen erkennst.

Stell dir vor, dein Körper wäre ein guter Freund von dir, der unglaublich viel für dich tut. Zum Beispiel hat er immer ein offenes Ohr für dich. Wenn du ihn rufst, kommt er sofort. Er geht sogar für dich einkaufen, macht deine Steuern und putzt deine Wohnung. Ich meine, so abwegig ist das doch gar nicht, oder? Überleg mal: Dein Körper versorgt deine Organe. Er sorgt dafür, dass du kontinuierlich atmest, um dein Inneres mit Sauerstoff zu versorgen. Er kümmert sich sofort um deine Verletzungen, wenn dir etwas passiert ist. Er verdaut und verwertet Nährstoffe, um dich gesund zu halten, und vieles mehr. Anstatt dich bei ihm zu bedanken und ihm etwas zurückzugeben, quälst du ihn. Du beschimpfst ihn, verweigerst ihm die Nahrung und drängst ihn zu Sport, dem er nicht gewachsen ist. Würdest du einem guten Freund so etwas antun? Nein. Vor allem würde jeder noch so gute Freund früher oder später verschwinden. Dein Körper jedoch steht immer noch hier und tut alles in seiner Macht Stehende für dich, damit du gesund und stark bleibst. Ist das nicht krass?

Komm schon, lass uns daran arbeiten, dass dein Körper zu deinem Freund wird. Zu deinem besten Freund. Sei lieb zu ihm, schenke ihm deine Aufmerksamkeit und vor allem, sei endlich dankbar!

Das kann echt schwierig sein, ich weiß. Das Ding mit der Selbstliebe ist ein langer Prozess, der viel Geduld und Zeit fordert. Und gleichzeitig ist er unglaublich wichtig!

Wie auch in allen anderen Kapiteln des Buches gebe ich dir hier meine besten persönlichen Tipps. Allerdings wird es hier etwas privater, vielleicht sogar etwas intimer. Welche dieser Tipps und Übungen du ausprobieren und umsetzen möchtest, entscheidest du selbst. Ich kann dir nur raten: Lass dich darauf ein, probiere es aus. Anfangs mögen sich manche Übungen komisch anfühlen, vielleicht empfindest du sie als schwachsinnig oder fühlst dich erst einmal unwohl damit. Das ist okay. Glaube daran, dass es funktioniert. Du schaffst das!

Stelle dir mal zwei Frauen vor. Die eine hat einen Körper, der allen heutigen Schönheitsidealen entspricht. Eine wundervolle, laut den Medien perfekte Figur. Doch sie lacht nicht. Sie hat ein sorgenvolles Gesicht, sieht verunsichert aus und zupft ständig an ihrer Kleidung herum. Sie stochert mit der Gabel in ihrem Salat und überschlägt dabei die Kalorien in ihrem Kopf.

Und jetzt stelle dir die andere Frau vor. Sie hat ein wenig mehr auf den Hüften, hier und da ein paar Fettpölsterchen. Und sie lacht. Sie lacht aus tiefster Seele und sieht wundervoll zufrieden aus. Als würde sie das Leben einfach nur genießen. Während sie ihren Salat isst, erfreut sie sich am Geschmack und man sieht richtig, wie gut er ihr tut.

Welche Frau empfindest du als attraktiver? Zu welcher von beiden würdest du dich gern setzen, um dich mit ihr zu unterhalten?

Also ganz ehrlich: Wenn ich eine aufgeschlossene, glückliche und lachende Person sehe, dann ist sie mir auf Anhieb sowas von sympathisch! Es ist doch völlig egal, was für eine Figur sie hat. Die Körperform sagt überhaupt nichts über den Charakter und die Sympathie eines Menschen aus! Gar nichts.

Wahre Schönheit kommt von innen. Mache dir das immer wieder bewusst und sei der Mensch, den du gern treffen würdest! Sei der Mensch, den du in deinem Leben haben möchtest. Denn du bist es, der sein Leben lang mit dir zusammenlebt.

Starte im Hier und Jetzt

Unglaublich viele Menschen in unserer Gesellschaft fühlen sich unwohl in ihrem Körper. Ja, teilweise schämen sie sich sogar für ihn. Über Instagram erfahre ich immer wieder hautnah, wie viele unter uns unglücklich sind, weil sie ihren Körper nicht so annehmen können, wie er ist. Sie versuchen ihn unter Kleidung zu verstecken und verzichten im Sommer auf leichte Klamotten, wie kurze Hosen. Sie tragen lange Hosen bei Höchsttemperaturen, weil sie sich für ihre Beine schämen. Nicht nur das. Sie verzichten auf Schwimmbadbesuche, Partys, Veranstaltungen und so vieles mehr. Ich habe schon so oft geweint, als ich Nachrichten wie diese gelesen habe. Es macht mich unfassbar traurig, in was für einer Welt wir leben, dass wir das Gefühl haben, uns verstecken zu müssen. Oftmals habe ich auch geweint, weil es mich so sehr an mein früheres Ich erinnert hat. All das trifft auf mein vergangenes Ich zu und es war furchtbar! Für mich war es zu dem Zeitpunkt unvorstellbar, dass sich das jemals ändern würde. Hätte jemand zu mir gesagt, dass ich mich selbst lieben würde, hätte ich nur gelacht. Und siehe da! Ich habe es geschafft. Und deswegen bin ich mir ganz sicher, dass du es auch schaffen wirst. In welcher Situation auch immer du gerade stecken magst.

Wir glauben nicht von Kindheit an, dass wir fett und hässlich sind. Das kommt mit der Zeit. Durch Vergleiche, weil es jemand ausgesprochen hat; weil wir nur perfekte, retuschierte Bilder vorgesetzt bekommen … Jeder hat seine eigenen Erfahrungen gemacht und sie alle prägen uns und unser Selbstbild. Über Jahre hat sich dieses Selbstbild gefestigt und damit die Auffassung, nicht gut genug zu sein.

Beginne, im Hier und Jetzt zu leben. Nicht mehr in der Vergangenheit. Das ist schwierig, ich weiß. Ich selbst hatte viel an alten Dingen zu knabbern. Immer wieder entstanden negative Gedanken über mich selbst, und mein Selbstbewusstsein sank dadurch immer mehr. Irgendwann bezog ich alles, was über mich oder andere gesagt wurde, negativ auf mich selbst. Wenn meine Freundin gesagt hat: „Schau mal, wie dick mein Bauch ist", dachte ich sofort daran, dass ich im Vergleich viel dicker aussehe. Was denkt sie wohl über meinen Bauch, wenn sie ihren schon als dick betitelt?

Ich fühlte mich unwohl, mir war vieles peinlich und ich wusste oft nicht, wie ich mich benehmen sollte. Es war anstrengend.

Mit den Diäten wollte ich immer nur abnehmen. Ich wollte abnehmen, um Anerkennung zu bekommen und geliebt zu werden. Um gut auszusehen, stark auszusehen, positiv auszusehen. Doch so viel ich auch abnahm, es hat nicht funktioniert. Wieso? Weil ich etwas Äußerliches an mir verändern wollte, anstatt an meinem Inneren zu arbeiten. Das Problem lag nie an meinem Bauch, meinen Beinen oder meinen Armen. Es hat immer nur in meinem Kopf bestanden. Beginne jetzt, dich mit dir und deinen Gedanken auseinander zu setzen. Beginne, dich auf positive Dinge zu konzentrieren, und lerne, dich selbst anzunehmen. Gehe mit kleinen, wenn auch klitzekleinen Schritten vorwärts. Jede Veränderung wird Großes bewirken!

Was wäre, wenn du wüsstest, dass sich dein Körper nie verändern wird?

Was mir extrem dabei geholfen hat, meinen Körper trotz Übergewicht zu akzeptieren, war ein Satz, der mir immer wieder durch den Kopf ging:

> *„Was wäre, wenn dir jemand sagt, dass du auch in zwanzig Jahren immer noch genau diesen Körper haben wirst?"*

Dieser kleine Satz hat mir damals die Augen geöffnet. Mir war augenblicklich klar, dass ich sofort beginnen möchte, an meiner Selbstliebe zu arbeiten. Vielleicht bewirkt er das auch in dir? Lass uns dafür etwas genauer auf diese Aussage eingehen. Stelle dir vor, du machst die nächsten zwanzig Jahre weiterhin eine Diät nach der anderen und investierst deine wertvolle Zeit und Energie ins Abnehmen. Zwanzig Jahre mag viel klingen, aber wenn ich daran denke, wie schnell zehn Jahre bei mir verflogen sind, sind zwanzig Jahre gar nichts.

Nun stelle dir vor, du kannst für einen Moment in die Zukunft blicken und siehst, dass du zwanzig Jahre später immer noch genau den gleichen Körper und genau das gleiche Gewicht hast wie jetzt. Trotz ständiger Diäten, Verbote und Verzicht. Nimm dir einen kurzen Augenblick, um dir diese Situation bildlich vorzustellen. Als ich das getan habe, wurde mir sofort klar, dass ich das auf keinen Fall riskieren möchte! Ich wollte meine wertvolle Zeit nicht mehr verschwenden, um in zwanzig Jahren möglicherweise immer noch genau der gleiche unzufriedene Mensch zu sein.

Zu dem Zeitpunkt hatte ich schon einige Jahre mit Diäten verbracht und unglaublich viel Kraft hineininvestiert. Ich habe gekämpft, verzichtet und gehungert, doch es hat einfach nicht funktioniert. Die Zahl auf der Waage veränderte sich über Jahre hinweg kaum. Ich war so verzweifelt, traurig und demotiviert: Mein Körper hatte sich in den Jahren mit Diäten also kaum verändert. Wieso sollte es dann in den nächsten Jahren funktionieren?

Sind wir mal ehrlich. Du weißt nicht, ob sich dein Körper jemals ändern wird. Du weißt nicht, ob du überhaupt jemals langfristig abnehmen wirst und ob dein Körper so aussehen wird, wie in deiner Wunschvorstellung. Das kann dir keiner sagen. Also stelle dir die Frage: Möchtest du lieber weiterhin zwanghaft Diäten machen und dich quälen, ohne zu wissen, ob sich jemals etwas verändern wird? Oder möchtest du dich lieber darum kümmern, dich in deinem Körper wohlzufühlen, auch mit ein paar Kilos mehr? Möchtest du deine wertvolle Zeit nicht viel lieber nutzen, dein Leben zu genießen und endlich glücklich zu werden? Denke mal darüber nach.

Dieser Gedankengang hat mich so darin bestärkt, JETZT zu beginnen mich zu akzeptieren. Es war die beste Entscheidung meines Lebens.

Schließe Frieden mit deinem Spiegelbild

Vielleicht kennst du das: An manchen Tagen fällt der Blick in den Spiegel sagenhaft leicht. Du findest dich hübsch und fühlst dich wohl, vielleicht sogar auch sexy. An anderen Tagen wiederum bewirkt der Blick in den Spiegel Unsicherheit. Deine vermeintlichen Makel scheinen plötzlich so groß zu sein wie nie zuvor und du fühlst dich unwohl.

Wenn du in den Spiegel schaust, siehst du dich selbst. Du siehst deinen Körper. Doch nicht nur das. Denn du siehst auch das, was du über dich denkst. Die Gedanken, die du über dich selbst und deinen Körper hast, können enorm stark sein. Vor allem, wenn du sie dir über lange Zeit wieder und wieder vorgesagt hast: „Du bist zu dick! Dein Bauch ist zu groß! Deine Schenkel sind zu breit! Du bist so faul! Du bist undiszipliniert! etc." Irgendwann hast du diese Aussagen so sehr verinnerlicht, dass keine Abnahme der Welt dich davon lösen wird. Glücklich zu werden ist echt hart, wenn man so schlecht über sich selbst denkt.

Schau mich an. Ich habe mittlerweile einen normalen, gesunden und schönen Körper. Trotzdem gibt es hin und wieder Tage, an denen ich im Spiegel eine übergewichtige, unglückliche Fiddi sehe. Ich beginne zu zweifeln und frage mich, ob meine Beine vielleicht nicht doch etwas schlanker sein könnten. Diese Tage sind mittlerweile sehr selten, aber ich bin ehrlich: Sie sind da. Das Gute ist, dass ich sofort wahrnehme, dass das veraltete und falsche Gedanken sind, die von irgendwo ganz hinten wieder hervorgekrochen sind. Ich ermahne mich selbst und frage mich, welches Ereignis mich zu diesem Gedanken geführt hat. Ich packe diese Gedanken dann in meine imaginäre Seifenblase - und schwupps, weg damit! Für mich ist es dann ganz wichtig, dass ich an meine neuen Glaubenssätze denke. Ich schüttle mich ganz kurz, erinnere mich daran, wer ich eigentlich bin und sage zu meinem Spiegelbild: „Du bist schön! Du bist gesund! Und vor allem bist du glücklich! Solche Gedanken haben in deinem Leben nichts mehr zu suchen." Das alles geht ganz schnell, innerhalb weniger Sekunden. Doch dass ich das kann, ist nicht selbstverständlich. Ich habe es gelernt und geübt.

In der heutigen Zeit wird man ständig mit äußeren Schönheitsidealen konfrontiert. Man sieht wunderschöne Menschen, die sich über ihren wertvollen Körper beschweren, und Werbung, die zeigt, dass man nur glücklich ist, wenn man keine Cellulite hat (völliger Blödsinn!). Da kann es schon einmal vorkommen, dass man einige der Dinge, die man täglich hört und sieht unbewusst auf sich selbst bezieht. Das ist okay und völlig normal. Wichtig ist nur, wie man damit umgeht.

Eine Übung für dich

Hier kommt die erste praktische Übung für dich: Stelle dich vor den Spiegel und betrachte dich. Schau dein Spiegelbild für ein paar Augenblicke an. Und sage laut (!) folgenden Satz zu dir:

„(Dein Vorname), ich liebe dich!"

Wenn du zum Beispiel Lisa heißt, dann sage zu dir: „Lisa, ich liebe dich!" Probiere es aus und prüfe, wie es auf dich wirkt. Geht dieser Satz ganz leicht und locker über deine Lippen? Fühlst du dich vielleicht sogar gut dabei und kannst lächeln? Super! Dann bist du vielen schon einen weiten Schritt voraus. Oder ist es vielleicht gar nicht so leicht für dich, diese Übung auszuführen? Spürst du einen leichten Widerstand? Fällt es dir vielleicht sogar richtig schwer, diesen Satz laut auszusprechen? Keine Sorge! darum kümmern wir uns jetzt.

Vorab noch eins: Es ist okay, ich-mag-mich-nicht-Tage zu haben. Jedes noch so schöne Fitnessmodel hat mal solche Tage. Häng dich nicht zu lang daran auf. Nimm die Zweifel wahr und frage dich selbst, woher sie kommen: Fühlst du dich aufgebläht? Hat es etwas mit deiner Periode zu tun? Hast du zu viel gegessen? Oder sind es möglicherweise Wassereinlagerungen? Hast du Sorgen oder Stress? Hat jemand etwas Bestimmtes gesagt? Und, und, und. Dann frage dich, ob du diese Gedanken in deinem Leben haben möchtest. Frage dich, ob es dir das wert ist, dir von negativen (und unnötigen) Gedanken die Laune versauen zu lassen. Komm schon, nimm diese doofen Gedanken, stecke sie in deine Seifenblase, und schwupps, weg sind sie. Konzentriere dich dann ganz intensiv darauf, was dir gefällt. Es gibt so viele tolle und positive Dinge um dich herum. Du musst sie nur als solche erkennen.

„Wenn ich abgenommen habe, kommt die Selbstliebe von allein."

Lange Zeit hatte ich die typische Denkweise verinnerlicht: „Wenn Situation „XY" eintritt, dann bin ich glücklich."

Ich dachte zum Beispiel, dass ich nur einen Studienplatz finden müsste, DANN wäre ich wunschlos glücklich. Als ich den Studienplatz dann hatte, war ich jedoch nicht wunschlos glücklich. Ich glaubte, wenn ich mein Studium erfolgreich abgeschlossen habe, DANN werde ich wirklich glücklich sein. Später dachte ich, wenn ich nach dem Studium genug Geld verdiene, DANN bin ich noch glücklicher.

So zog sich das durch mein ganzes Leben. Wirklich glücklich wurde ich nie.

Ich höre solche Aussagen sehr häufig. Es macht mich jedes Mal traurig, wenn ich Dinge höre wie: „Ich brauche nur einen Partner, dann bin ich glücklich!", oder: „Ich muss nur noch 5 Kilo abnehmen, dann bin ich wunschlos glücklich!"

Nein! Das stimmt nicht. Kein Mensch, keine einzelne Situation und kein Gegenstand der Welt ist für dein Glück verantwortlich. Wenn du tief im Inneren unzufrieden bist, wird auch kein Partner und keine Abnahme etwas daran ändern.

Glaub mir, du selbst hast bereits alles, was du brauchst, um ein glücklicher Mensch zu werden! Wirklich alles. Du selbst kannst deine Gedanken steuern und hast es jederzeit in der Hand, glücklich zu werden. Du allein.

Genauso verhält es sich mit der Aussage: „Wenn ich abgenommen habe, kommt die Selbstliebe von allein." Das wollte ich selbst auch lange Zeit glauben, doch es stimmt einfach nicht. Wenn du dich jahrelang nicht gemocht hast, dich vielleicht sogar gehasst hast, dich vor dir selbst geekelt hast, dann ändert keine Abnahme etwas daran.

Stelle dir vor, du hast deine Diäten konsequent durchgezogen, dir lange Zeit vieles verboten, hast verzichtet und warst stark eingeschränkt. Du hast damit tatsächlich dein Wunschgewicht errungen. Endlich bist du schlank, du hast dein Ziel erreicht. Und eigentlich solltest du wunschlos glücklich sein und dich selbst lieben. - Die Realität? Die sieht anders aus!

Nach der Abnahme und der ständigen Kontrolle, steigt schnell die Angst in dir auf wieder zuzunehmen. Nach so viel Arbeit und so vielen Jahren, die du dafür geopfert hast, möchtest du das auf keinen Fall. Andererseits möchtest du aber auch nicht dein ganzes Leben lang Diäten durchziehen. Du willst endlich mal frei sein und unbeschwert leben. Mit Glücklichsein hat das nichts zu tun.

Wie du schon weißt, können alte Glaubenssätze teilweise sehr stark verankert sein. Wenn du nicht daran arbeitest, wirst du sie nie los. Wenn du dich ständig, vielleicht sogar über Jahre hinweg, im Spiegel angeschaut und dir selbst gesagt hast, wie hässlich du bist, wirst du das auch noch denken, wenn du abgenommen hast. Glaub mir, ich spreche aus eigener Erfahrung.

Außerdem kommen mit einer Abnahme neue Probleme dazu: überschüssige Haut, Narben und Dellen. Plötzlich fallen dir neue Dinge an dir selbst auf, die du auch noch verbessern könntest. Du beginnst dich mit anderen Menschen zu vergleichen, die immer noch schlanker sind als du. Das alles bringt nichts und macht dich nicht glücklich.

Fazit: Das Abnehmen macht dich nicht glücklich! Die Selbstliebe macht dich glücklich!

Vergleiche dich nicht mit anderen

Ich stelle mir manchmal vor, wie es wohl wäre, wenn es keine Kleidung gäbe und wir alle nackt wären. Das ist vielleicht etwas abgefahren, denn es könnte im Winter ganz schön kalt werden; doch darum geht es nicht. Entscheidend ist, dass du dir bewusst machen sollst, dass alle Menschen unter ihrer Kleidung einen ganz normalen Körper haben, wie du und ich. Einen Körper mit Fettpölsterchen, Cellulite, einem sichtbaren Bauch, Hautunreinheiten und vielem mehr. Die Kleidung kann den Körper sehr verändern. High-Waist-Hosen machen längere Beine, ein lockeres Shirt verdeckt den Bauch, ein Pullover kaschiert die Unreinheiten auf den Oberarmen, ein Push-up-BH macht ein volles Dekolleté und Make-up lässt die Rötungen verschwinden. Wir selbst wissen, wie wir unter unserer Kleidung aussehen. Wir kennen unsere Cellulite und unser Bäuchlein. Es gibt jedoch dieses seltsame Phänomen, dass wir automatisch davon ausgehen, dass die anderen diese vermeintlichen Makel nicht haben. Und das, ohne sie je nackt gesehen zu haben. Wir glauben, was wir sehen. Und das ist teilweise fatal. Denn was sehen wir? Figurformende Kleidung, retuschierte Bilder und versteckte Makel. Das ist nicht die Realität! Also sollten wir es auch nicht glauben.

Ich bin mir sicher, dass die Selbstzweifel aller Frauen und Männer dieser Welt sofort auf ein Minimum sinken würden, wenn wir ab morgen alle völlig nackt und ungeschminkt aus dem Haus gingen. Stelle dir das mal vor! Plötzlich würden wir erkennen, dass die anderen auch einen ganz normalen Körper haben. Wir würden sehen, dass auch bei anderen die Oberschenkel wackeln, wenn sie laufen. Wir würden sehen, dass andere auch ganz normale Brüste haben, die alle individuell geformt sind. Wir würden sehen, dass auch die ganz schlanken Frauen Cellulite haben. Und plötzlich wären wir nicht mehr allein auf dieser Welt und würden erkennen, dass wir alle auf unsere eigene Art wundervoll und perfekt sind. Es wäre so schön, das zu erleben. Nur leider wird das wahrscheinlich nie passieren. Deswegen liegt es an dir, dir das immer wieder bewusst zu machen. Mache dir klar, dass 99 Prozent aller Menschen nicht so aussehen, wie auf Plakaten oder in Zeitschriften. Trotzdem haben wir alle einen wertvollen Körper, der es verdient, geliebt zu werden.

Ich weiß, mit einem mangelnden Selbstbewusstsein und fehlender Selbstliebe ist es schon fast an der Tagesordnung, sich selbst immer weiter herunterzusetzen und kleinzureden. Am einfachsten geht das, indem man sich mit anderen vergleicht, beziehungsweise damit, was man bei anderen zu erkennen meint. Du musst dir nur einreden, dass du schlechter aussiehst, dass du weniger wert bist und nicht gut genug bist und zack: Deine Motivation, deine Laune und vor allem dein Selbstwertgefühl sind bei null. Dabei ist das völlig unbegründet und muss wirklich nicht sein!

Vielleicht kennst du die Situation, in der du einen fremden Menschen siehst, der scheinbar alles hat, was du dir wünschst. Du würdest alles dafür tun, so einen

Körper zu haben. Alles. Wenn dir das nächste Mal so ein Gedanke in den Sinn kommt, frage dich selbst zwei Dinge:

1. Kannst du das überhaupt erreichen?
2. Willst du das wirklich erreichen?

Frage 1: Kannst du das überhaupt erreichen?

Vielleicht gibt es zurzeit einige Dinge an deinem Körper, die dir nicht gefallen und die du gern verändern würdest. Und das ist auch in Ordnung. Man darf an sich selbst arbeiten wollen. Doch mache dir klar, dass es bestimmte Dinge gibt, die sich nicht ändern lassen. Niemals.

Ich zum Beispiel werde nie so einen Körper haben wie jemand, der noch nie übergewichtig war. Das ist ein Fakt, an dem ich niemals etwas ändern kann. Früher habe ich mir trotzdem immer gewünscht, einen Körper zu haben, der stark und muskulös ist. Straffe Arme und ein flacher Bauch: Das war mein Wunsch. Da es unmöglich war, dieses Idealbild je zu erreichen, war ich nie zufrieden mit meinem Körper, so viel ich auch abnahm. Er war nie gut genug für mich. Dabei war mein Körper die ganze Zeit schon perfekt. Ich musste nur irgendwann akzeptieren, dass ich Spuren an meinem Körper habe, die die Abnahme hinterlassen hat. Ich kann sie nicht ändern und sie werden für immer bei mir bleiben. Ich liebe sie nicht. Aber sie sind okay. Das bin ich. Und ich bin wundervoll.

Du musst lernen, dass es Dinge gibt, die sich nicht ändern lassen. Du musst sie nicht lieben, aber du musst sie akzeptieren, um glücklich zu werden. Nimm Abstand von unerreichbaren Idealen.

Frage 2: Willst du das wirklich erreichen?

Hinter jedem Körper steckt ein Mensch mit einem Leben. Einem Leben, gefüllt mit Familie, Freunden, Hobbys, Erfahrungen, Ängsten, einem eigenen Essverhalten, einer Motivation, einem Lebensstil und vielem mehr.

Sei dir bewusst, dass ein Körper nicht nur ein Körper ist. Er ist zum Großteil das Resultat einer Lebensweise. Halte dir vor Augen, dass du das Leben des Menschen übernehmen müsstest, um seinen Körper zu bekommen. Du müsstest so essen wie er, so Sport treiben wie er und so einen Lebensstil haben wie er. Das könntest du doch auch jetzt, oder nicht?

Wenn du eine Person mit flachem Bauch, muskulösen Oberarmen und gepflegten Haaren siehst, denke daran, dass diese Person vielleicht mehrmals in der Woche ausgiebiges Krafttraining betreibt. Vielleicht achtet diese Person penibel auf die Nährstoffe, die sie zu sich nimmt, um diesen Körper zu haben. Vielleicht verzichtet sie auf Alkohol und nascht niemals Schokolade. Und umso weiches Haar zu bekommen, lässt sie vielleicht täglich ihre Haarkur für drei Stunden einwirken. Und ja, vielleicht hat diese Person richtig Spaß an diesem Lebensstil und ist wunschlos glücklich damit.

Frage dich nur selbst: Willst du das wirklich? Willst du jeden Tag ins Fitnessstudio gehen und über deine

Grenzen hinausgehen? Möchtest du abends mit deinen Freunden etwas trinken gehen und die Einzige sein, die mit Wasser anstößt, statt mit Sekt? Willst du im Kino auf Popcorn verzichten? Und möchtest du jeden Tag drei Stunden lang eine Haarkur in den Haaren kleben haben? Also, ich nicht.

Vielleicht ist das Beispiel etwas extrem, aber ich hoffe, es zeigt dir, was ich meine. Es ist einfach zu sagen: „Ich würde alles für so einen Körper tun!" Aber stimmt das wirklich? Wahrscheinlich ist die Antwort Nein. Dabei ist es oftmals nicht schwer, anderen Dingen die Schuld dafür zu geben. Zum Beispiel „...aber leider ist mein Stoffwechsel schlecht.", oder: „...aber leider geht das mit meinem Job nicht." Nein. Mit diesem Denken wirst du nicht glücklich! Entscheide dich bewusst für dein Leben und lerne, damit glücklich zu sein.

Ich finde Menschen mit so einem Lebensstil immer noch bewundernswert. Doch ich möchte nicht mehr tauschen. Ich habe keine Lust, jeden Tag ins Fitnessstudio zu gehen. Ich nutze die Zeit lieber, um ein Buch zu lesen. Und ich möchte mit Sekt anstoßen und Schokolade essen. Das bin ich, das ist mein Leben, mit dem ich glücklich bin. Also bin ich auch mit der daraus resultierenden Figur zufrieden. Wenn du das nächste Mal einen Menschen siehst, dessen Körper du gern hättest, frage dich, ob du wirklich tauschen willst. Hast du wirklich Lust, das Leben zu leben, welches möglicherweise dahintersteckt? Du weißt ja nicht einmal, ob die

Person tatsächlich glücklich ist. Würdest du dieses Risiko wirklich eingehen wollen?

Worauf ich hinauswill, ist Folgendes: Hör auf dich zu vergleichen! Konzentriere dich auf dich selbst und auf dein Leben. Lass andere das tun, was sie glücklich macht, und mache es genauso. Kreiere dir ein Leben, in dem du glücklich bist und in dem du der Mensch sein kannst, der du bist. Ohne dich ständig verändern zu wollen und klein zu reden. Du bist schön, so wie du bist! Du bist wertvoll!

Sei achtsam auf Instagram

Ich liebe die Social-Media-Plattform Instagram und bin dort seit einiger Zeit täglich aktiv. Doch leider verleitet dieser Onlinedienst schnell dazu, dass man sich vergleicht und schlecht fühlt. Auch ich musste die Erfahrung schon machen. Als ich Instagram das erste Mal auf meinem Smartphone installierte, um herauszufinden, was das ist, worüber alle reden, folgte ich ausnahmslos schönen Fitnessmodels. Wunderschöne, makellose Frauen, die viel Geld haben, immer glücklich sind, viel Sport treiben, ständig Urlaubsfotos posten, Avocado essen und ihren Salat anlachen. Eine Minute auf Instagram und mein Selbstbewusstsein fiel in den Keller. Ich habe diese scheinbar perfekten Menschen gesehen und mich augenblicklich schlecht gefühlt. Während die Mädels in ihren Bikinis am Strand herumhüpften, stand ich mit fleckigem Schlafshirt, zerzausten Haaren, Mundgeruch und mit einem Wäschekorb im chaotischen Abstellraum. Da fragte ich mich sofort, was ich nur falsch gemacht habe. Ich war dicker, hatte weniger Geld, mein Salat erzählte mir keine Witze und ich hasste Avocado.

Ich fühlte mich plötzlich fett und faul und war unzufrieden. Dabei war ich zwei Minuten vorher noch überaus glücklich mit mir und meinem Leben. Mittlerweile bin ich selbst auf Instagram aktiv und weiß genau, wie die Dinge dort laufen. Falls du auch ein solches Profil besitzt und dazu neigst, dich hin und wieder zu vergleichen, dann lies diesen Teil des Buches bitte unbedingt ganz besonders aufmerksam.

Instagram ist eine öffentliche Plattform. Das bedeutet, wenn du ein öffentliches Profil hast, kann sich jeder Mensch auf dieser Welt deine Beiträge ansehen. Natürlich will man sich da von der besten Seite zeigen. Hör mal, ist doch ganz klar! Wenn du genau weißt, dass deine Freunde, deine Kollegen, dein Boss oder wildfremde Leute deine Bilder und Videos verfolgen können, überlegst du dir vorher genau, was du zeigen möchtest. Du zeigst dich höchstwahrscheinlich in den Momenten, in denen es dir gut geht, in denen du dich toll fühlst und alles harmonisch aussieht. So, als hättest du dein Leben ganz locker und rund um die Uhr im Griff. Frage dich doch einmal selbst: Würdest du ein Bild hochladen, auf dem deine unaufgeräumte Küche zu sehen ist und leere Sektflaschen von letzter Nacht herumstehen? Würdest du ein Video davon machen, wie deine Kinder toben und schreien und deine Grenzen austesten? Würdest du der ganzen Welt zeigen, wie du mit Mundgeruch und Sabberflecken im Bett liegst? Mit dem Wissen, dass es mehrere tausend Menschen anschauen? Glaub mir, das überlegt man sich schon zweimal. Merke dir, dass die Influencer nur das zeigen, was sie zeigen wollen.

Eine meiner Freundinnen war zu Beginn richtig schockiert, als ich sie fragte, ob sie ein Bild von mir machen könne, wie ich meinen Sekt trinke. Sie erzählte mir, dass sie bisher immer dachte, die Influencer hätten persönliche Fotografen, die den ganzen Tag hinter ihnen herlaufen und ständig Schnappschüsse aufnehmen. Das zeigte mir, wie wenig Gedanken sich die Follower machen, wenn sie die scheinbar perfekten Bilder bei Instagram sehen. Deswegen möchte ich auch hier kurz aufklären. Achtung: So gut wie alle Schnappschüsse auf Instagram sind geplant und gestellt. Das läuft in der Regel folgendermaßen ab: Man überlegt sich vorher, welche Art von Bild man aufnehmen möchte. Das bespricht man mit seinem Fotografen, welcher auch eine gute Freundin oder der Partner sein kann. Man sucht sich eine passende Location aus, stellt sich in Position und macht mehrere hundert Bilder mit verschiedenen Bewegungen und aus unterschiedlichen Blickwinkeln. Dabei bewegt sich das Model vor der Kamera hin und her, schmeißt die Haare nach hinten, dreht sich im Kreis oder springt, damit es möglichst nach einem Schnappschuss aussieht. Im Anschluss werden alle Bilder bewertet und das beste wird ausgewählt, bearbeitet und hochgeladen. Ach komm, das hat doch bestimmt jeder von uns schon gemacht, wenn er ein tolles Bild von sich aufnehmen wollte. Und das ist doch auch in Ordnung. Es ist ein schönes Gefühl, wundervolle Bilder von sich selbst zu zeigen. Du darfst nur nie vergessen, dass die Influencer es in der Regel genauso tun.

Falls du bei Instagram aktiv bist, habe ich einen wundervollen Tipp für dich: Sortiere aus! Schau dir die Profile genau an, denen du folgst. Frage dich bei jedem einzelnen, wie du dich dabei fühlst, wenn du die Bilder, Videos und Texte anschaust. Wie fühlst du dich dabei? Welche Emotionen löst dieses Profil in dir aus? Fühlst du dich gut und es bringt dich zum Lächeln? Oder hast du das Gefühl, dich vergleichen zu müssen, und fühlst dich dabei schlecht? Wenn dabei negative Emotionen entstehen, dann entfolge diesem Profil. Es mag eine wundervolle Person dahinterstecken, das ist gar keine Frage. Nur passt es derzeit einfach nicht zu dir und deinem Leben. Das muss nicht für immer so bleiben, doch im Moment ist es besser, du entfolgst dem Profil mit einem Klick.

Folge stattdessen nur noch Profilen, die dir Freude machen. Wenn es dir dabei gut geht, du positive Emotionen entwickelst und dabei vielleicht sogar noch etwas lernst, dann folge diesem Profil.

Ich habe es damals genauso gemacht und mir eine Startseite kreiert, die mich glücklich macht, wenn ich sie öffne und herumstöbere. Instagram kann so liebevoll, freundlich und hilfreich sein, wenn man den richtigen Profilen folgt.

Als ich damals beschlossen habe, meinen Weg zu einem diätfreien und glücklichen Leben auf Instagram zu teilen, war es mein größter Wunsch, dass sich die Zuschauer auf meinem Profil wohl fühlen. Ich zeige mich genauso, wie ich bin. Und wenn ich mittags um 14 Uhr mit verschmierter Schminke im Bett liege, ist mir das völlig egal. Ich möchte Freude verteilen, das Selbstbewusstsein stärken und dazu aufrufen, die positiven Dinge im Leben zu erkennen. Das ist mein Ziel. Und ich hoffe jeden Tag, dass es für die meisten funktioniert.

Vergleiche dich nicht beim Essen

Auch beim Essen sind Vergleiche etwas, was nicht selten vorkommt. Vor allem, wenn man eine gestörte Beziehung zum Essen hat. Ich habe früher immer meine schlanke Freundin gesehen, die abends fettige Pizza und viel Süßkram aß, Wein trank und trotzdem eine normale Figur hatte. Ich dachte automatisch, sie würde sich immer so ernähren. Ich dachte, es würde an meinen Genen oder meinem Stoffwechsel liegen, dass ich so dick bin, wo ich mich doch gleich ernähre, wie sie. Manchmal dachte ich auch: „Die hat einfach Glück, kann essen, was sie will und nimmt nicht zu."

Ja, jeder Körper arbeitet unterschiedlich und die einen nehmen etwas schneller zu, die anderen langsamer. Das sind jedoch nie so krasse Unterschiede, wie ich früher immer dachte. Wenn zwei Personen exakt das Gleiche essen, ist niemals der eine ganz dünn und der andere ganz dick. Außer natürlich, es sind ernsthafte Krankheiten im Spiel.

Die Wahrheit ist: Das sind Ausnahmen. Schlanke Menschen haben in der Regel einen ausgewogenen, gesunden Alltag. Die meisten, die keine Diäten machen, ernähren sich intuitiv, achtsam und nährstoffreich. Mal ein Beispiel von mir: In meinem gewohnten Alltag ernähre ich mich gesund und ausgewogen. Ich bin achtsam mit mir selbst, bewege mich regelmäßig und achte auf meine Gesundheit. Wenn ich mit Freundinnen feiern gehe, sind das Ausnahmen vom Alltag. Auch an solchen Tagen achte ich auf mich und frage mich, wie viel von was ich essen oder trinken möchte. Trotzdem esse ich manchmal über meinen Hunger hinaus. Ich trinke auch mal das ein oder andere Gläschen Wein. Manchmal bestelle ich mir im Kino einen riesigen Eimer Popcorn und esse alles allein auf. Und das ist okay. Denn ich genieße den Abend, habe richtig viel Spaß und mir geht es gut dabei. Es ist gut möglich, dass ich mich am nächsten Tag aufgeschwemmt, müde oder energielos fühle. Doch das ist in Ordnung, denn ich habe mich bewusst dazu entschlossen und ich würde es genau so wieder tun. Ob du das in dem Moment in Kauf nehmen willst, musst du für dich selbst entscheiden. Du allein hast es mit deinen Entscheidungen in der Hand und kannst kontrollieren, wie du dich jetzt, später oder morgen fühlen wirst.

Also: Vergleiche dich auch beim Essen nicht mit anderen. In dieser einen Situation erkennst du weder den Alltag der Person noch ihren gesamten Lebensstil. Du weißt auch nicht, wie viel die Person an diesem Tag schon gegessen hat. Vielleicht hat sie noch nicht viel gegessen oder sie hat vorher Sport gemacht und ist wirklich hungrig. Es bringt nichts, dich zu vergleichen. In der Regel führt das nur dazu, dass du dich schlecht fühlst. Und das völlig unnötig. Achte auf dich selbst. Du bist die wichtigste Person in deinem Leben. Wenn du bewusste Entscheidungen für dich triffst und dir immer sicher bist, was du tust, gibt es gar keinen Grund mehr, dich zu vergleichen. Siehst du deine Freundin das nächste Mal, wie sie eine unglaublich große Portion isst, lass sie machen. Sie weiß, was und warum sie es tut. Konzentriere dich auf dich. Möchtest du auch so viel essen? Kannst du. Sei dir nur vorher der Folgen bewusst und entscheide dich explizit dafür. Entscheidungen bewusst für dich zu treffen und die Folgen auf dich zu nehmen, wird dir unheimlich viel Selbstbewusstsein schenken.

Wenn du das nächste Mal etwas zu viel gegessen hast und mit Blähbauch im Bett liegst, wirst du nicht mehr sagen: „Oh Mann, wieso habe ich das gemacht? War doch klar, dass es mir jetzt schlecht gehen wird. Außerdem habe ich viel zu viele Kalorien zu mir genommen. Bis ich die wieder wegtrainiert habe, dauert es ewig. Ich bin so inkonsequent. Und außerdem so schwach. Ich werde nie ein gesundes Leben führen können. Ich mache gleich ein krasses Sportworkout, damit ich den Fehler von gestern wieder ausgleiche."

Nein! Damit ist endgültig Schluss!

Triffst du deine Entscheidungen bewusst und lebst intuitiv und glücklich, wird es eher so aussehen: „Ich trinke erst mal einen großen Schluck Wasser und achte heute besonders auf meinen Körper und darauf, was er braucht, damit ich schnell wieder fit werde. Gestern hat es so viel Spaß gemacht! Ich habe endlich mal wieder so richtig mit meinen Mädels auf den Putz gehauen. Ich würde es genau so wieder tun. Ich bin glücklich, trotz Blähbauch. Der geht auch von allein wieder weg."

Nimm dir Zeit für dich

„Nimm dir regelmäßig Zeit für dich!" Diesen Satz hört man ständig, und ich verstand zuerst gar nicht, was er bedeuten soll. Mittlerweile weiß ich, wie unglaublich wichtig und wunderschön bewusste Me-Time sein kann. Viele unter uns haben einen stressigen Alltag. Wir leben in einer Gesellschaft, in der wir ständig effizient sein wollen. Wir wollen jede freie Minute nutzen, um vorwärtszukommen und produktiv zu sein. Das ist völlig in Ordnung. Solange es dir dabei gut geht! Oftmals stecken wir so sehr im Alltagsstress fest, dass wir – ohne es zu merken - gar nicht mehr richtig abschalten können. Das Stresslevel ist ständig erhöht, weil wir immer daran denken, was noch alles zu erledigen ist. Ein durchgängig hohes Stresslevel darf nicht unterschätzt werden und kann ganz schnell gefährlich für die Gesundheit werden. Herz- und Kreislaufbeschwerden, wie Bluthochdruck und Herzrasen; Kopfschmerzen; Rücken- oder Gliederschmerzen;

Magen-Darm-Erkrankungen, wie Durchfall, Verstopfung, Reizdarm oder Sodbrennen; und auch Reizbarkeit und schlechte Laune sind sehr häufige Anzeichen von Langzeitstress. Dieser hat aber nicht nur Auswirkungen auf deine Gesundheit und dein Wohlbefinden, sondern auch auf dein Essverhalten.

Deswegen ist es umso wichtiger, dass du dir regelmäßig ganz bewusst eine Auszeit nimmst. Eine Pause vom Alltag, in der du nur für dich selbst da bist und für sonst niemanden. Du kümmerst dich für einen Moment ausschließlich um dein Wohlbefinden. Alles, was aktuell ist, und alles, was noch kommt, wird kurzzeitig zur Nebensache.

Einer meiner Lieblingsprofessoren fragte uns Studenten mal zu Beginn einer Vorlesung: „Was ist Ihnen eigentlich wichtig? Was sind Ihre Werte?" Wir alle waren ganz überrascht über diese Frage, während er uns erklärte, wie wichtig sie für unser zukünftiges Leben sein wird. Unsere Aufgabe war es dann, eine chronologische Reihenfolge aufzuschreiben: fünf Dinge, die uns wichtig waren. Der erste Punkt ist der wichtigste. Dafür hatten wir ein paar Minuten Zeit. Vielleicht möchtest du das auch ausprobieren? Nimm dir einen kurzen Moment und überlege, welche fünf Dinge dir im Leben am wichtigsten sind. In der Vorlesung durften einige von uns anschließend ihre Nummer eins laut vorlesen. Da waren Dinge dabei wie Familie, Gesundheit, Sicherheit, genug Geld oder wahre Freunde. Da sagte mein Professor plötzlich: „Gibt es eine Person unter Ihnen, die sich selbst als Nummer eins genannt hat?" Und ob du es glaubst oder nicht, von mehreren hundert Studenten hob kein einziger die Hand. Wir schauten alle verblüfft durch den Raum und wunderten uns über unsere Werteverteilung. Unser Professor erzählte uns, dass wir jeden Tag unfassbar viel leisten, alles erreichen möchten und anderen ständig Gutes tun wollen. Doch ohne uns selbst, sagte er, läuft gar nichts. Wenn es uns nicht gut geht, kommen wir nicht voran. „Werden Sie selbst zur wichtigsten Sache Ihres Lebens!", sagte er. Nach diesem Schlusswort ging die offizielle Vorlesung los. Ich erinnere mich so gern an diesen Moment zurück. Ich bin dankbar, dass es heutzutage noch Professoren gibt, denen das Leben und die Zukunft der Studenten ernsthaft am Herzen liegt.

Mir gingen die Sätze meines Professors nie wieder aus dem Kopf. Er hatte so recht damit! Wir sollten viel mehr Acht auf uns geben und alles dafür tun, dass es uns gut geht.

Das wundervolle Wort „Me-Time" passt dafür richtig gut, finde ich. Was die perfekte Me-Time für dich bedeutet, weißt nur du selbst. Suche dir Aktivitäten, die dich entspannen, die dir Freude machen und die dich deinen Alltag für kurze Zeit vergessen lassen. Wie wäre es mit einem kleinen Wellnessprogramm zu Hause? Eine belebende Gesichtsmaske, eine Maniküre oder ein wohltuendes Fußbad. Ich zum Beispiel mag Yoga richtig gern. Im Internet findest du viele schöne Videos, auch für Anfänger, mit denen Yoga richtig Spaß machen kann. Du kannst dabei nicht nur super abschalten, du tust gleichzeitig etwas für deinen Rücken und für deine Mobilität. Auch Meditation, ein Spaziergang, Sport oder Malen können tolle Aktivitäten für dich sein. Finde heraus, was dir guttut. Frage dich selbst immer wieder, wie es dir geht. Was belastet dich? Worum kreisen deine Gedanken? Was macht dich glücklich? Und welche Gedanken hast du über dich selbst?

Selbst im stressigsten Alltag bleiben irgendwo ein paar Minuten, die du für dich nutzen kannst. Auch wenn es nur 10 Minuten pro Tag sind. Diese paar Minuten allein können Unglaubliches bewirken. Denke daran: Es MUSS immer genug Zeit für dich da sein. Schließlich bist du das Wichtigste in deinem Leben!

Akzeptiere deine Schwächen

Der erste Schritt zur Selbstliebe ist die Selbstakzeptanz. Akzeptiere deine vermeintlichen Schwächen und Makel. Das ist nicht leicht, ich weiß. Hab Geduld und löse dich vom ständigen Druck, etwas an dir verändern zu wollen. Du musst deine Makel nicht gleich lieben! Das verlangt keiner von dir. Es reicht, wenn du sie annimmst und akzeptierst, dass sie da sind. Jeder negative Gedanke über dich selbst raubt wertvolle Energie, die du für so viel schönere Dinge nutzen könntest.

- Prüfe, was du bisher darüber gedacht hast.
- Hinterfrage, wieso du das denkst. Ist es wirklich so? Wer sagt/bestimmt das?

- Wandle deine negativen Gedanken in positive um. Sprich gut zu dir selbst.

Ich habe meine Nase lange Zeit als großen Makel an mir betrachtet. Das rührte wahrscheinlich daher, dass ich damals eine Zeit lang gemobbt und dabei „Schweinchennase" genannt wurde. Ich hasse meine Nase regelrecht. Selbst Jahre später empfand ich den Blick in den Spiegel als furchtbar. Irgendwann begann ich, an meiner Selbstliebe zu arbeiten und meine Gedanken über mich selbst zu hinterfragen: Wieso denke ich das? Wer hat behauptet, dass meine Nase hässlich sei? Irgendwelche naiven Jugendlichen, die sich in ihrer Selbstfindungsphase profilieren wollten? Also wirklich... Wahrscheinlich können sich diejenigen überhaupt nicht mehr daran erinnern, je etwas derartiges zu mir gesagt zu haben. Also fragte ich mich, ob anderen meine Nase als etwas Negatives auffällt. Und ist es überhaupt wichtig, was andere darüber denken? Vielleicht ist meine Nase ja überhaupt nicht hässlich, sondern ganz normal. Als ich damals beschloss, an meinem Selbstwertgefühl zu arbeiten, änderte ich nicht nur meine Gedanken über mich selbst, ich achtete auch darauf, wie ich mit mir selbst umging. Statt meine Nase vor dem Spiegel zusammenzudrücken und mir vorzustellen, sie würde anders aussehen, akzeptierte ich sie einfach. Ich sagte mir immer wieder, dass das nun mal meine Nase ist und sie es bleiben wird. Ich legte meinen Fokus nicht mehr darauf, sondern viel eher auf die Dinge, die mir gefielen.

Vielleicht denkst du jetzt: „Ja gut, die Nase kann man nicht ändern. Die muss ich akzeptieren. Aber die Dinge, die mich am meisten stören, kann ich durch Ernährung und Sport sehr wohl ändern."

Was ich dir dazu sagen möchte, mag sich eventuell anfühlen, wie ein Schlag in die Magengrube, aber es ist leider wahr: Manche Dinge ändern sich nie!

Dazu erzähle ich dir eine weitere Geschichte von mir: Lange Zeit hatte ich furchtbare Probleme mit meinen Oberarmen. Ich empfand sie immer als viel zu dick. Wenn ich meinen Arm am Körper anlegte, entstand seitlich ein „riesiger Berg an Speck". Ich wollte nie Oberteile mit Spaghettiträgern oder Tanktops anziehen. Selbst an den heißesten Sommertagen trug ich Kleidung, die meine Oberarme verdeckte. Außerdem wollte ich meine Arme nie anheben. Das Gefühl der Schwerkraft und des Wackelns machten mich verrückt. Auch Berührungen am Oberarm waren für mich schrecklich. So oft wurde mir die Hand auf den Oberarm gelegt und jedes Mal zuckte ich innerlich vor Scham zurück. Es war wirklich anstrengend!

Damals war es mein größter Wunsch, endlich abzunehmen, um straffe, schlanke Oberarme zu bekommen. Ich machte Kraftsport und Ausdauertraining und hoffte dabei inständig, dass meine Arme dünner würden.

Heute wiege ich ungefähr 20 Kilo weniger. Ich mache ab und zu Kraftsport, weil es mir Spaß macht und ja, ich habe sogar leicht sichtbare Muskeln an den Oberarmen, wenn ich sie anspanne. Aber: Meine Arme haben sich nicht groß verändert. Sie sind proportional immer noch genauso wie damals. Sie sind auch nicht straff. Und wenn ich sie am Körper anlege, entsteht der seitliche Hubbel nach wie vor. Genauso winken meine Arme immer noch mit, wenn ich mich von jemandem verabschiede. Die große Abnahme hat überhaupt nichts an meinem Makel verändert. Deswegen sage ich dir: Manche Dinge ändern sich vielleicht nie. Doch weißt du, was sich verändert hat? Meine Gedanken darüber. Und das ist unglaublich viel wert.

Ich habe gemerkt, dass vieles mit der Genetik zu tun hat. Man kann sich seinen Körper und seine Proportionen nun mal nicht aussuchen. Und das ist auch gut so. Ich liebe meine Oberarme nicht, aber sie sind okay. Sie haben keinen Einfluss mehr auf mein Selbstwertgefühl. Zum Glück habe ich recht früh angefangen, meine Makel zu akzeptieren.

Stell dir vor, ich hätte das nicht getan und mich stattdessen mit Diäten auf dieses Gewicht herunter gequält. Ich hätte täglich verzichtet, hätte viel zu krassen Sport gemacht und dabei unheimliche Selbstzweifel gehabt. Keine Lebensfreude, keinen Spaß. Das alles nur, um irgendwann festzustellen, dass sich meine Oberarme gar nicht wirklich verändern - falls ich es überhaupt jemals festgestellt und akzeptiert hätte.

Gehe diesem Risiko aus dem Weg und beginne jetzt, deine Makel zu akzeptieren. Mache dir bewusst, dass manche Dinge für immer zu dir gehören werden. Wer weiß, vielleicht verändern sie sich im Laufe deines

Weges, das wäre auch toll. Aber es darf kein Muss mehr für dich sein, um glücklich zu sein.

Durch diese Einstellung erfährst du ein Gefühl von großer Gelassenheit und Befreiung. Du kannst endlich ein Leben führen, in dem Lebensfreude, Entspannung und Spaß an der Tagesordnung stehen. Ohne Druck und ohne Zwang.

Erkenne deine Stärken

Stelle dir vor, ich würde dir sagen, du sollst dich umschauen und darauf achten, wie viele und welche Dinge um dich herum weiß sind. Plötzlich erkennst du, wie viel Weiß dich eigentlich umgibt. Die weißen Farben strahlen förmlich, während alle anderen Farben uninteressant und reizlos werden.

Genau das ist mit deinen Schwächen passiert. Du hast dich über lange Zeit so sehr darauf konzentriert, dass deine Stärken an Wert verloren haben. Aber keine Sorge! Das Gute an der ganzen Sache ist, dass es auch genauso andersherum funktioniert. Konzentrierst du dich auf deine Stärken, werden deine Schwächen mit der Zeit unwesentlich.

Nun liegt es an dir, deine Stärken zu entdecken. Was gefällt dir an dir? Das kann alles sein. Magst du deine Augenfarbe? Vielleicht die Form deiner Augen? Oder die Struktur deiner Augenbrauen? Magst du deinen Mund? Deine Hände? Gefällt dir vielleicht dein Charakter oder dein Humor? Bist du gut in deinem Job? Oder gut im Puzzeln? Gut im Wäschezusammenlegen?

Magst du deine Pünktlichkeit? Oder deine Zuverlässigkeit?

Ziehe alles in Betracht und fokussiere dich darauf. Mach dir bewusst, wie toll du bist und was du alles kannst. Du kannst auch deine Freunde fragen, was sie an dir mögen. Lass dich darauf ein und nimm alles an, was sie dir sagen. Du wirst geliebt, so wie du bist. Es gibt unheimlich viele Dinge, die deine Mitmenschen an dir lieben. Liebe du sie selbst auch.

Du darfst dich trotzdem verändern wollen

Sich verändern zu wollen bedeutet nicht gleich, dass man sich selbst nicht liebt oder akzeptiert. Ganz im Gegenteil: Veränderung kann wundervoll sein und Selbstbewusstsein schaffen.

Ich habe beispielsweise sehr dünne Haare. Dadurch kann ich leider keine ausgefallenen Frisuren tragen oder die Haare lang wachsen lassen. Das ist manchmal echt blöd. Eine Zeit lang habe ich mich sogar immer wieder darüber aufgeregt. Nur bringt das überhaupt nichts. Dadurch werden meine Haare auch nicht voller. Also habe ich gelernt, es zu akzeptieren. Was nicht bedeutet, dass ich meine Haare über alles lieben muss oder mich sogar darüber freuen muss. Ich darf sie sogar ändern wollen, wenn es möglich ist. Denke daran, was ich ein paar Seiten zuvor angesprochen habe: Überlege dir, ob du das Ideal überhaupt erreichen kannst, und falls ja, überlege dir, ob du es wirklich erreichen möchtest.

Nachdem ich gelernt habe, meine dünnen Haare zu akzeptieren, hatte ich Lust darauf, Haar-Extensions auszuprobieren. Ich wollte schon immer mal wissen, wie das ist und wie es sich anfühlt, viele Haare zu haben. Also kaufte ich mir Extensions, die ich selbst befestigen konnte. Und es war super! Es fühlte sich klasse an und ich konnte endlich tolle Frisuren machen. Das machte echt Spaß. Mir gefiel auch, dass mein Ohr nicht ständig zwischen den Haaren hervorschaute. Aber - jetzt kommt das große Aber! - es war saumäßig viel Arbeit. Die vielen Haaren brauchten extrem viel Pflege, das Kämmen war ein richtiger Akt, und es dauerte gefühlt ewig, bis sie nach dem Duschen trocken waren. Nachdem die Haare gewachsen waren, setzte ich die Haarteile ein einziges Mal wieder hoch, was eine Menge Arbeit war – beim nächsten Mal beschloss ich, dass ich keinen Bock mehr darauf hatte. Ich wollte meine dünnen, feinen Haare wieder. Ich vermisste die pflegeleichten und schnell trocknenden Haare. Und als ich sie wieder hatte, war ich glücklich darüber. Die Veränderung tat mir gut und hat mir gefallen, auch wenn sie in meinem Fall nicht von Dauer war. Ich brauchte zu dem Zeitpunkt etwas Abwechslung und wollte neue Seiten an mir kennen lernen, obwohl ich mein altes Ich auch gern mochte. Es spricht überhaupt nichts dagegen, solange es dir dabei gut geht.

Vielleicht noch ein paar mehr Beispiele:

Du kannst deinen Po so lieben, wie er ist, und ihn trotzdem in Shapewear-Hosen stecken, damit er rund

und knackig aussieht. Es ist kein Muss. Aber wenn du Lust darauf hast, warum denn nicht?

Genauso kannst du deine kleinen Brüste lieben und trotzdem mal einen Push-up-BH anziehen, der ein schönes Dekolleté zaubert. Ist doch ganz klar!

Ich schminke mich nicht deshalb jeden Tag, weil ich mich ohne Schminke hässlich fühle oder ohne nicht leben kann ich schminke mich, weil ich mich dadurch frisch und attraktiv fühle und weil es mir Spaß macht, mich rauszuputzen. Gleichzeitig bin ich genauso gern mal den ganzen Tag ungeschminkt. Ich liebe es, kräftig die Augen reiben zu können, ohne die Sorge, dass die Mascara verschmiert. Es fühlt sich genauso toll an. Auf eine andere Art.

Ich denke, du weißt, worauf ich hinauswill. Nimm den Druck raus. Tu das, was sich gut anfühlt und trage die Klamotten, in denen du dich gut und vielleicht auch mal sexy fühlst. Wenn du deinen Körper liebst, darfst du ihn gern mal schmücken und zeigen, was du hast. Setze die Dinge, die du an dir magst, in Szene und betone sie!

Das Gleiche gilt übrigens auch bei deinem Gewicht. Wir wissen, dass Übergewicht unangenehm und in manchen Fällen sogar gesundheitsgefährdend sein kann. Es ist in Ordnung, wenn du den Wunsch hast, ein normales, gesundes Gewicht zu haben. Auch das bedeutet Veränderung. Wichtig dabei ist, dass du dich bereits jetzt akzeptierst, so wie du bist. Dein Glück und deine Zufriedenheit sollen nicht von deinem Gewicht abhängig sein.

Du darfst auch etwas an deinem Gewicht verändern wollen, wenn du bereits ein gesundes Gewicht hast. Es werden immer wieder stressige Zeiten kommen, in denen du dich selbst unbewusst vernachlässigst und in denen der emotionale Hunger wieder aufkommt. Wenn ich längere Zeit unachtsam esse und zu wenig auf meine Bedürfnisse achte, nehme ich etwas zu. Vielleicht wird das bei dir auch mal vorkommen. Das ist okay und völlig normal. Wichtig ist, dass du es erkennst und dass du wieder zu deinem Weg zurückfindest.

Wenn ich beispielsweise merke, dass meine Hosen drücken und dass es einfach nicht mehr mein Wohlfühlgewicht ist, dann versuche ich herauszufinden, was dahintersteckt. Geht es mir gut? Fühle ich mich wohl? Esse ich zurzeit einfach etwas mehr, weil es mir guttut? Oder belastet mich etwas? Komme ich selbst momentan etwas zu kurz? Esse ich häufiger aus emotionalen Gründen?

Auch wenn das Gewicht immer wieder etwas schwanken wird, ist das völlig in Ordnung. Falls ich mich dabei jedoch unwohl fühle und zu wenig auf meine Bedürfnisse und Körpersignale geachtet habe, ist es okay zu sagen, dass ich jetzt wieder achtsamer essen möchte, um wieder etwas abzunehmen.

Gleichzeitig hasse ich mich und meinen Körper deswegen aber nicht. Ich fühle mich nur wohler, wenn ich mit mir selbst im Einklang bin und mein Wohlfühlgewicht habe.

Sobald du das intuitive Essen einmal richtig gelernt und verinnerlicht hast, wird es einfach sein, wieder reinzukommen. Du weißt genau, wie es geht. Du musst nur wieder etwas mehr auf dich achten. Sei lieb zu dir selbst.

Übungen für mehr Selbstliebe

Ich habe in diesem Kapitel ein paar wundervolle Übungen für dich zusammengestellt, die ich mir auf meinem Weg kreiert habe und die mir persönlich sehr geholfen haben. Ich hoffe, sie helfen dir genauso.

Streicheln statt kneifen

Vor allem der Bauch ist für viele unter uns ein großes Problem. Wie soll es auch anders sein, wenn man im Fernsehen und auf Plakaten nur flache Bäuche sieht? Da kommt man sich irgendwann so vor, als wäre man die einzige Person auf der Welt, die einen sichtbaren Bauch hat. Glaube mir, das ist nicht wahr! Dein Bauch ist wundervoll!

Vielleicht hast du gerade auch Probleme mit deinem Bauch. Dann lies einfach unbeschwert weiter. Vielleicht liegt dein Fokus aber auch auf einem anderen Teil deines Körpers. Dann übertrage das Folgende einfach auf den Bereich, der deine Liebe benötigt.

Ich weiß nicht, wie es dir geht, aber ich habe damals in meinen Bauch reingekniffen, die Haut zur Seite gedrückt oder sogar draufgehauen. Ich fand ihn viel zu schwabbelig und teilweise sogar ekelig. Ich hätte mir so sehr gewünscht, den Bauch einfach abschneiden zu können. Wirklich furchtbar, wie ich damals gedacht habe. Das tut mir selbst so sehr leid.

Ich machte damals viel Bauchmuskeltraining, weil ich dachte, damit bekomme ich den Bauch weg. So funktioniert die Sache aber leider nicht, das weiß ich heute. Hinter deinem Bauch liegen deine wichtigsten Organe. Dort versteckt sich dein komplettes Verdauungssystem, dein Darm und auch dein Magen. Direkt darüber liegt deine Lunge, und auch dein Herz ist nicht weit entfernt. Das ist nur ein kleiner Teil der Organe, die täglich wundervolle und überaus wichtige Arbeit für dich leisten. Ihnen darf nichts passieren. Und weißt du, wofür dein Bauchfett da ist? Es schützt deine Organe. Dein Bauchfett ist wertvoll für deinen Körper. An diese Fettreserven geht er erst ganz zum Schluss, denn er braucht sie für deine Sicherheit. Sei froh darüber! Hör mal, ein gewisses Maß an Bauchfett ist das Normalste der Welt. Fang an, es zu akzeptieren. Dein Körper ist dein Freund. Einen Freund kneift, haut und beschimpft man nicht.

Kommen wir zu einem wundervollen praktischen Tipp, den du sofort umsetzen kannst.

Lege deine flache Hand auf deinen (am besten nackten) Bauch. Lass sie dort einfach für ein paar Momente ruhen und spüre, wie weich und warm es sich unter deiner Hand anfühlt. Nimm wahr, wie sich dein Bauch ganz leicht und regelmäßig hebt und senkt. Lenke deine Gedanken dabei bewusst ins Positive und erinnere dich daran, welch unglaubliche Arbeit dein Körper unter deiner Hand leistet. Anfangs mag sich das vielleicht echt komisch und ungewohnt anfühlen, aber probiere es unbedingt immer wieder aus. In deinem Tempo, immer ein bisschen länger. Nach und nach wirst du dich daran gewöhnen, Berührungen in diesem Bereich zu spüren. Vielleicht lernst du sogar schon, sie zu genießen.

Wenn du dich dazu bereit fühlst und einen Schritt weitergehen möchtest, dann streichle ganz sachte über deinen Bauch. Langsam und behutsam. Sage dir dabei immer wieder, dass es okay ist. „Er gehört zu mir. Ich möchte lernen, ihn anzunehmen. Das bin ich. Ich bin wertvoll."

Falls du einen Partner hast und seine Berührungen an deinem Bauch bisher unangenehm oder mit Scham behaftet waren, dann kannst du ihn darum bitten, seine Hand ganz ruhig und vorsichtig auf deinen Bauch zu legen und sie einfach dort liegen zu lassen. Zum Beispiel, wenn ihr abends gemeinsam fernseht. Gewöhne dich langsam an die Berührungen. Es kann sich zu einem wundervollen und vertrauten Gefühl entwickeln, wenn du dazu bereit bist. Alles in deinem persönlichen Tempo und nur in dem Maße, wie es sich für dich gut anfühlt.

Auch beim Duschen kannst du auf dich achten und die Selbstliebe verinnerlichen. Anstatt deine Haut mit einem harten und rauen Schwamm zu bearbeiten, sei ganz vorsichtig und achtsam mit dir selbst. Benutze ein gut riechendes Duschgel und eine angenehme

Wassertemperatur. Atme tief durch, nimm das Gefühl des Wassers auf deiner Haut intensiv wahr und massiere das Duschgel behutsam ein. Nur mit leichtem Druck und achtsamen Bewegungen. Lerne, deinen Körper wieder zu spüren und lerne, wie wundervoll sich Berührungen anfühlen können.

Trage nur bequeme Kleidung

Es gibt doch wirklich nichts Unangenehmeres als eine Hose, deren Bund ständig in den Bauch drückt. Auch sonst: Deine Kleidung sollte keine roten Abdrücke hinterlassen, wenn du sie abends auziehst. Zieh die Kleidung an, die wirklich passt und sich gut anfühlt.

Es wird immer mal Tage geben, an denen du dich aufgebläht fühlst. Dein Bauch ist nach außen gewölbt und fühlt sich schwer an. Nun stelle dir mal vor, du trägst eine enge Hose, deren Knöpfe beim Sitzen in deinen Bauch drücken. Das lenkt deine Aufmerksamkeit doch nur noch mehr darauf. Das ist ja, als ob ich keine Zeit für eine Maniküre hatte und meine abgesplitterten Nägel mit neonpinkem Nagellack lackieren würde. Das muss doch echt nicht sein. Trage stattdessen eine bequeme Hose. Vielleicht sogar mit Gummibund. Es gibt wirklich schöne und auch schicke Hosen mit weitem Schnitt und weichem Bund. Mach dich unbedingt auf die Suche nach so einem wertvollen Stück. So eine Hose braucht jeder Mensch in seinem Kleiderschrank – finde ich.

(Nackt) vor den Spiegel stellen

Für diese wundervolle und sehr effektive Übung stelle dich nackt vor den Spiegel. Nimm dir einen Wecker, den du zum Beispiel auf fünf Minuten einstellst. Wenn dir das zu lang ist, kannst du ihn für den Anfang auch auf zwei Minuten einstellen. Lege den Wecker zur Seite und konzentriere dich auf dein nacktes Ich im Spiegel. Anfangs kann das sehr komisch sein. Es mag sogar sein, dass es dir schwerfällt, genau hin zu sehen und dass sich ein Schamgefühl entwickelt. Mache dir dabei bewusst, dass du ganz allein in diesem Raum bist. Kein anderer. Du brauchst dich nicht zu schämen. Schau hin und beobachte ganz objektiv, ohne zu werten. Betrachte dich so, als wäre es deine beste Freundin, die vor dir steht. Was würdest du zu deiner wundervollen Freundin sagen? Wie würdest du sie betrachten?

Es kann sein, dass du lang nicht mehr in den Spiegel geschaut hast, vor allem nackt. So ungewohnt und seltsam es anfangs sein kann, du wirst dich daran gewöhnen, je öfter und je länger du dein Spiegelbild betrachtest. Irgendwann wird das Schamgefühl verschwinden. Alles, was bleibt ist der Gedanke: „In Ordnung, so sehe ich aus." Es geschieht nicht automatisch, dass du nach einer Woche täglichem Üben vor dem Spiegel stehst und denkst: „Wooow, wat 'ne geile Schnitte!" Ich meine, das kann natürlich sein und das wäre der absolute Burner, aber es ist völlig in Ordnung, wenn das nicht der Fall ist. Es geht hierbei darum, dass du lernst, deinen Körper zu akzeptieren und ihn nicht mehr als etwas Fremdes anzusehen, was nicht zu dir gehört und geändert werden soll. Schließe Frieden mit deinem Körper. Er ist der wichtigste Teil deines Lebens.

Massiere deinen Körper

Wenn du einen ruhigen Moment für dich hast und du Lust auf ein bisschen Wellness verspürst, dann ist diese Übung perfekt. Dafür brauchst du etwas Massageöl und eine Bodylotion. Ich mixe diese zwei Dinge gern zusammen und mache sie dann etwas warm. Das ist wundervoll!

Du kannst auch gern die Vorhänge schließen, um dich vollständig unbeobachtet zu fühlen. Lass entspannte Musik laufen, zum Beispiel Meditationsmusik, und suche dir deinen Lieblingsplatz aus. Nimm dir eine weiche Decke, wenn dir danach ist, und mache es dir richtig gemütlich. Wenn du so weit bist, atme tief durch, entspanne dich und lasse dich auf diese Übung ein. Am besten ziehst du dich dafür aus. Wie weit, das ist dir überlassen. Nun nimm das warme Massageöl-Bodylotion-Gemisch und beginne, deinen Körper vorsichtig und behutsam einzucremen. Massiere deine Beine, deine Arme, deinen Bauch, dein Dekolleté, vielleicht auch deine Brüste, wenn du möchtest. Jeder Teil deines Körpers hat deine Aufmerksamkeit und Liebe verdient. Lenke deine Gedanken dabei immer wieder ins Positive und zeige deinem Körper, dass du ihm etwas Gutes tun und endlich für ihn da sein möchtest.

Falls dir das alles eine Nummer zu krass ist, beginne mit den Armen. Du kannst auch dein Oberteil anlassen und nur deine Arme und Beine massieren. So, wie du dich wohlfühlst, ohne Druck.

Lass die Feuchtigkeit einziehen oder gehe danach duschen. Du wirst sehen: Danach wirst du dich glücklich und entspannt fühlen. Vielleicht sogar wie neugeboren.

Lächle

Versuche, so oft es geht zu lächeln, auch wenn es keinen ersichtlichen Grund dafür gibt. Zum Beispiel morgens, wenn du müde vor dem Spiegel stehst: Lächle dich im Spiegel an. Lächle, wenn du dabei bist, neue Arten von Bewegungen auszuprobieren, und lächle, wenn du die Selbstliebeübungen machst.

Das Ganze hat einen einfachen Grund: Wenn du glücklich bist oder etwas witzig oder schön findest, dann lächelst du ganz automatisch. Schon kleine Babys lächeln völlig unkontrolliert, wenn sie die seltsamen Grimassen der Erwachsenen sehen.

Im Gehirn gibt es eine starke Verknüpfung zwischen Glücklichsein und Lächeln (beziehungsweise der Muskulatur, die beim Lächeln beansprucht wird). Diese Verknüpfung ist so stark, dass es auch andersherum funktioniert. Wenn du lächelst, bist du glücklich.

Vielleicht hast du schon einmal von der sogenannten Lachtherapie gehört, die unter anderem zur Behandlung von Depressionen durchgeführt wird. Das sieht zwar echt doof aus und wird häufig belächelt, es ist allerdings wirklich sinnvoll und hilfreich.

Wenn du dich also beispielsweise morgens im Spiegel anlächelst, obwohl es eigentlich gar keinen Grund dafür gibt, setzt dein Körper automatisch Glücksgefühle frei. Gibt es einen besseren Start in den Tag? Außerdem hilft es, Selbstliebe zu entwickeln. Lächelst du dich im Spiegel an, kann eine positive Verknüpfung zu deinem Spiegelbild entstehen.

Genauso, wenn du eine Sportart ausprobierst: Lächle dabei. Dadurch verknüpfst du die neue Bewegung mit Glücksgefühlen, was dazu führt, dass du Spaß und Freude daran entwickelst. Auf Dauer bringt das mehr Motivation und die Lust auf Wiederholung.

Also: Immer lächeln. Das sieht übrigens auch richtig toll aus. Wie heißt es so schön? „Wer schön sein will, muss lächeln!"

Miteinander statt Gegeneinander

Ich kenne das Gefühl ganz genau, wenn man meint, die anderen gucken einen an und lästern. Und ja, es wird immer Menschen geben, denen du nicht gefällst. Es wird leider immer Menschen geben, die sich über deinen Körper unterhalten wollen und ihn bewerten möchten.

Aber weißt du, wer diese Menschen sind? Das sind genau diejenigen, die die Selbstliebe nicht verinnerlicht haben. Es sind diejenigen, die Probleme mit sich selbst haben und sich ständig mit anderen vergleichen müssen. Sie bewerten deinen Körper, um ihren damit zu vergleichen. Wenn sie sich negativ über deinen Körper äußern, dann nur, weil sie sich damit besser fühlen wollen.

Ganz ehrlich! Willst du diesen Menschen gefallen? Ist es dir das wert, dich für diese Menschen zu verstellen und zu verstecken? Viel schöner wäre es doch, wenn du ihnen zeigen könntest, wie wundervoll einfach es sich lebt, wenn man sich selbst liebt und unbeschwert durchs Leben geht. Auch mit einer Figur, die nicht dem heutigen Ideal entspricht.

Ich erinnere mich gerade an einen besonderen Urlaub zurück. Das war damals der erste Urlaub, nachdem ich mich mit dem intuitiven Essen und der Selbstliebe beschäftigt habe. Der erste Urlaub, in dem ich mich wohlgefühlt habe. Trotzdem hatte ich damals am Strand das Gefühl, dass ich angeschaut und bewertet werde. Ich dachte, die Leute schauen auf meinen Bauch, wenn ich sitze und auf meine Beine, wenn ich gerade liege. Damals habe ich zum ersten Mal meine Gedanken hinterfragt und plötzlich gemerkt, dass das gar nicht wahr ist. Ich schaute mich um und bemerkte auf einmal, dass mich keine Sau anschaute. Das alles fand nur in meinem Kopf statt. Diese Gedanken, dass ich beobachtet werde, hatte ich über Jahre hinweg ganz extrem. Sie haben sich so sehr verankert, dass das Gefühl automatisch aufkam, auch wenn es keinen Anlass dazu gab.

Ich weiß noch gut, wie sehr ich mich über diese Erkenntnis gefreut habe. Denn ich wusste genau, dass ich selbst etwas ändern konnte, damit es mir gut ging und ich die Zeit entspannt genießen konnte. Ich dachte mir also ganz einfach: „Es schaut eh keiner. Und wenn, dann ist's doch wurscht. Es geht darum, dass ICH glücklich bin. Das ist alles, was zählt. Diejenigen, die reden, dürfen sich gern eine Scheibe von mir abschneiden."

Sei ganz ehrlich zu dir selbst: Warst du vielleicht selbst schon mal die eine Person, die eine andere angeschaut und ihren Körper analysiert hat? Wenn man Probleme mit sich selbst hat und mit Selbstzweifeln kämpft, kann das ganz automatisch und unbewusst passieren. Versuche unbedingt, dir das Analysieren anderer Körper abzugewöhnen. Wenn du findest, dass jemand schöne Haare hat, gibt es nichts Schöneres, als es der Person direkt zu sagen. Es ist so wundervoll, welche positiven Gefühle das auf beiden Seiten auslöst. Wenn du dich allerdings dabei erwischst, eine Körperform zu analysieren und sie sogar mit deiner zu vergleichen, dann stoppe dich selbst sofort. Wenn dir beispielsweise etwas nicht gefällt, was eine andere Person trägt, schau einfach weg. Es geht dich nichts an. Jeder darf sich in seinem Körper wohlfühlen und jeder darf das tragen, was er an sich schön findet. Es macht mich mittlerweile so sauer, wenn ich Aussagen höre wie: „Wieso trägt sie mit dieser Figur so eine Hose?". Es geht dich nichts an. Die Person hat sich bewusst dazu entschieden, findet es schön und fühlt sich wohl. Vielleicht kennst du das Gefühl ja sogar und wurdest selbst schon einmal negativ begutachtet und mit

Blicken abgewertet. Falls nicht, kann ich dir sagen: Es fühlt sich furchtbar und unglaublich niederschmetternd an. Tu das bitte keinem an. Konzentriere dich auf dich selbst und die Dinge, die dir gefallen.

Sei nicht der Grund dafür, dass sich andere schlecht fühlen und das Gefühl haben, sich verstecken zu müssen. Sei viel lieber der Grund dafür, dass sich andere wohl, sexy und wunderschön fühlen. Wir alle haben mit den heutigen Schönheitsidealen zu kämpfen und wir alle sitzen im selben Boot. Lass uns eine Gemeinschaft werden, die lieb zueinander ist. Helfen wir uns gegenseitig, uns selbst zu akzeptieren.

Wenn du das nächste Mal eine Diät-Werbung siehst

Mache dir bewusst, dass Werbung für Diäten eine reine Geldmaschine ist. Der starke Wunsch, endlich abzunehmen, der in all unseren Köpfen herumschwebt, und die dazugehörigen Ängste und Sorgen werden ausgenutzt, um Geld zu verdienen.

Wer bewirbt die Diätprodukte? Man sieht dafür nur schlanke Frauen. Manchmal sogar mit durchtrainierten Körpern und definierten Muskeln. Diese Frauen erzählen dir, dass sie mit der Diät, die sie bewerben, diese Figur erreicht haben. Das kann zum Beispiel ein 10-Wochen-Programm sein, eine Low-Carb-Diät inklusive Fitnessplan, eine App zum Tracken, was auch immer. Es ist immer dasselbe Schema.

Ich habe zwar Marketing studiert, aber das muss man gar nicht, um zu erkennen, dass die Werbepersonen bewusst ausgesucht werden.

Die Frauen, die du siehst, sind oftmals Fitnessmodels. Jahrelanges professionelles Training, vielleicht sogar Bodybuilding: Sie leben dafür. Es ist ihre Leidenschaft. Das ist völlig in Ordnung. Vielleicht benutzen sie sogar dieses Diätprodukt. Das heißt noch lange nicht, dass sie allein dadurch den Körper bekommen haben, den sie dir in der Werbung präsentieren.

Vielleicht funktioniert das Produkt ja sogar in der Theorie, aber mehr auch nicht. Würde es nämlich wirklich so einfach funktionieren, würden wir alle doch nur noch dieses Produkt kaufen und wir wären alle schon längst schlank und durchtrainiert. Dabei kaufen die Leute das Produkt, wahrscheinlich in der Hoffnung, dass es funktioniert, und verzweifeln dann, wenn es natürlich nicht funktioniert hat und das Schlimmste: Sie geben sich selbst dann die Schuld dafür. Denn „die Frau im Fernsehen hat es ja auch geschafft".

Das klingt für dich ein bisschen übertrieben? Dann verrate ich dir jetzt mal etwas: Auf Instagram erzähle ich immer mal wieder, dass ich durch das intuitive Essen mein Wohlfühlgewicht, also ein normales, gesundes Gewicht erreicht habe. Gleichzeitig habe ich schon unzählige Kooperationsanfragen von Firmen bekommen, die Diätprodukte verkaufen. Sie sehen meine Abnahme auf Bildern und werden dadurch auf mich aufmerksam. Sie möchten dann, dass ich ihr Produkt bewerbe und sage, dass ich damit abgenommen habe. Dafür bieten sie mir viel Geld. Ob ich das Produkt überhaupt jemals probiert habe, interessiert niemanden. Manche Firmen möchten, dass ich ihr Produkt in meiner Story zeige, andere möchten, dass ich einen Beitrag dazu poste. Wieder andere wollen nur ein Vorher-Nachher-Bild von mir kaufen und die Werbung selbst gestalten. Egal wie, es wird immer viel Geld dafür geboten. Teilweise mehrere hundert Euro. Ich bin mit Sicherheit nicht die Einzige, die solche Anfragen bekommt, und ich möchte gar nicht wissen, wie viele sich dieses einfach verdiente Taschengeld nicht entgehen lassen. Klar, ein Foto verkaufen und viel Geld verdienen: Wer möchte das nicht? Dabei steckt so viel mehr dahinter, was nicht beachtet wird und einen riesigen Rattenschwanz mit sich zieht. Es macht mich immer wieder fassungslos, wenn ich solche Kooperationsanfragen erhalte.

Der absolute Hammer war, als eins meiner Vorher-Nachher-Bilder illegal geklaut und verwendet wurde, um ein Diätprodukt zu bewerben. Mein Bild mit einem fremden Text darunter, in dem stand, dass ich mit diesem Produkt so viel abgenommen hätte. Dabei kannte ich weder das Produkt noch die Firma, noch habe ich so etwas je gesagt. Das war wirklich unheimlich und echt furchtbar. Es machte mir noch mehr bewusst, wie schnell das geht und wozu die Menschen bereit sind, nur, um Geld zu verdienen. Dass ich diesen Beitrag damals entdeckt habe, war reiner Zufall.

Ich möchte dir damit sagen: Glaube nicht alles, was du siehst! Werbung ist immer so konstruiert, dass möglichst viele Leute das Produkt kaufen. Ganz egal, wie und ob es wirklich funktioniert und ob der- oder diejenige aus der Werbung es tatsächlich benutzt. Genau dadurch ist die Diätindustrie schon seit Jahrhunderten immer reicher geworden.

Falls du also mal wieder eine Werbung siehst, in der dir eine superdurchtrainierte Person sagt, wie toll sie mit diesem Produkt abgenommen hat, denke daran zurück, wie falsch, ungerecht und gemein viele dieser Werbeversprechungen sind! Glaube an dich und daran, dass du deinen Weg selbst finden wirst. Stelle dir immer wieder bewusst die Frage, ob du in die Diätspirale zurückfallen möchtest oder ob du deinem Körper endlich wieder vertrauen willst.

Falls du wirklich mal denken solltest: „Oh Mann, das klingt jetzt aber wirklich vielversprechend und irgendwie auch total logisch. Vielleicht sollte ich das auch probieren", dann warte doch einfach ein paar Wochen ab und schaue, ob bis dahin die ganze Welt diese eine Diät macht, die „wirklich funktioniert und so vielversprechend ist." Wenn in ein paar Wochen alle Männer und Frauen um dich herum wie aus dem Nichts schlank und glücklich sind, weil mit dieser Diät plötzlich alle Gesetze außer Kraft gesetzt wurden, dann kannst du es dir natürlich nochmal überlegen. Bis dahin, mache weiter und konzentriere dich auf deinen eigenen Weg zum Glück.

Wenn dich Gedanken über eine neue Diät einholen und du wirklich überlegst, ob das nicht vielleicht doch der richtige Weg für dich sein könnte, dann wäge noch einmal ab und hinterfrage die Gedanken erst, bevor du voreilige Schlüsse ziehst:

Was hast du für eine Option? Musst du jetzt die nächste Diät starten? Musst du jahrelang Kalorien oder Punkte zählen, um glücklich zu werden? Falls du damit glücklich bist, dann mache es so. Ganz klar. Ich möchte dich nur dazu bewegen, diese Gedanken öfter zu hinterfragen. Hinterfrage, warum du das tust, was du tust. Tust du es für dich und dein Wohlbefinden? Für deine Gesundheit? Tust du es, um einem Ideal zu entsprechen? Möchtest du dadurch Anerkennung geschenkt bekommen? Wie fühlst du dich und was denkst du?

Überlege vorher, ob es der Traumkörper ist, der dich wirklich glücklich machen wird. Und kannst du diesen überhaupt erreichen, oder ist es eine übertriebene Anpreisung und deine Genetik lässt das möglicherweise gar nicht zu? Möchtest du, dass die Diäten dich noch weitere Jahre deines Lebens begleiten? Oder glaubst du, dass du auch einen anderen Weg probieren kannst, mit dem du wirklich glücklich wirst?

Essanfälle/Binge-Eating

Essanfälle können sehr individuell sein. Was für die einen einen Essanfall bedeutet, ist für die anderen noch weit davon entfernt. Bei diesem Thema kann ich also nur aus persönlicher Erfahrung sprechen. Falls es nicht genau so auf dich zutrifft, hoffe ich, dass der ein oder andere Gedankengang dir auf deinem Weg hilft. Ich selbst litt mehrere Jahre unter Binge-Eating. Dabei entstehen regelmäßig extreme Heißhungerattacken und Essanfälle mit Kontrollverlust. Es handelt sich um eine Essstörung. Essstörungen können in ganz verschiedenen Weisen auftreten, und den meisten Menschen sieht man überhaupt nicht an, wie sehr sie darunter leiden.

Zu Beginn des intuitiven Essens hatte ich noch zwei bis drei Mal richtige Essanfälle. Das ist sehr wenig, wenn ich bedenke, wie lang ich darunter gelitten habe. Dadurch, dass ich lernte, meinen Körper zu verstehen und mit ihm zusammenzuarbeiten, bekam ich mein Essverhalten in den Griff und verlor ab diesem Zeitpunkt nie wieder die Kontrolle darüber.

Bei einem Essanfall handelt es sich generell um überaus große Mengen an Nahrungsmitteln, die man innerhalb kürzester Zeit verspeist. Wie schon erwähnt hat dabei jeder von uns eine andere Wahrnehmung, was „überaus großen Mengen" sind.

Jeder versteht etwas anderes unter einem Essanfall. Für die einen handelt es sich schon um einen Essanfall, wenn sie eine Tafel Schokolade in wenigen Minuten essen, während andere das als einen normalen Snack bezeichnen, den sie hin und wieder genussvoll zu sich nehmen.

Für einige bedeutet ein Essanfall, mehrere tausend Kalorien in wenigen Minuten zu sich zu nehmen und eventuell vorher groß dafür einzukaufen. Meist handelt es sich dabei um extrem süße Dinge, wie Schokolade, Gummibärchen, Pudding, Eis, Kuchen und so weiter oder um extrem salziges, wie zum Beispiel Chips, Käse, Brot, Pizza oder Wurst. Auch hier verhält es sich völlig individuell. Bei mir war es früher so, dass ich alles querbeet gegessen habe. Da kam mal etwas Obst dazwischen, danach wieder Schokolade, dann ein bisschen Gemüse, anschließend Käse, kurz darauf eine Pizza und manchmal noch vieles mehr.

Das Hungergefühl wird dabei außer Acht gelassen. Man fühlt sich in der Regel geistesabwesend, wie ferngesteuert, und kann nicht kontrollieren, was man da gerade tut. Sobald man „aufwacht", geht das mit starken Bauchschmerzen bis hin zu Krämpfen und Übelkeit einher. Falls du das Gefühl hast, unter Essanfällen, welcher Art auch immer, zu leiden, dann solltest du unbedingt herausfinden, was die Auslöser dafür sind.

Gründe für Essanfälle

Ich litt früher unter regelmäßigen Essanfällen. Diese entstanden aus unterschiedlichen Gründen, liefen verschieden ab und hatten ein ungleiches Ausmaß.

Mittlerweile kenne ich alle meiner damaligen Gründe für Essanfälle und kann sie dadurch umgehen. Nur, wenn man den Grund kennt, kann man das Problem lösen.

Essanfälle können aus körperlichem, aber auch durch emotionalen Hunger entstehen. Bei Diäten kann beides vorkommen:

Essanfälle aufgrund von körperlichem Hunger

Hier kann nochmal unterteilt werden in Nährstoff- und Kalorienmangel.

Nährstoffmangel:

Vor allem bei Diäten wird häufig auf bestimmte Lebensmittel verzichtet. Diese enthalten oftmals essenzielle Nährstoffe, die dein Körper dringend braucht. So verzichtet man bei einer High-Carb-Diät auf Fette. Logischerweise fehlen dem Körper dann auf Dauer essenzielle, gesunde Fette, die er dringend benötigt, um beispielsweise Zellwände aufzubauen und Schutzpolster für die Organe zu bieten. Den Mangel signalisiert er dir durch Heißhunger. Je länger du den Heißhunger, also das Signal des Körpers, ignorierst, desto stärker wird er. Bis du es irgendwann nicht mehr aushalten kannst und es zu einem Essanfall kommt, bei dem der Körper sich alles greift, was er kriegen kann. Und meist noch mehr.

Verbiete dir also nichts!

Kalorienmangel:

Bei Diäten befindet man sich oft in einem extremen Kaloriendefizit. Folglich fehlt dem Körper Energie. Bei mir entstanden die krassesten Essanfälle bei den strengsten Diäten mit sehr hohem Kaloriendefizit. Wenn du zu wenig isst, dreht dein Körper irgendwann durch und holt sich die Energie, indem er dir extremen Heißhunger signalisiert.

Iss genug und regelmäßig! Lass den Hunger nicht zu groß werden und gib deinem Körper alle essenziellen Nährstoffe, um einen Essanfall zu vermeiden.

Essanfälle aufgrund von emotionalem Hunger

Emotionaler Hunger ist ein sehr häufiger Auslöser für einen Essanfall. Bei einem Leben mit Verboten und Verzicht entstehen oft Schuldgefühle, Verzweiflung, Stress und Frust. Durch das Essen fühlst du dich kurzzeitig glücklich und hast das Gefühl, deine Sorgen für einen Moment zu vergessen. Bei Essanfällen durch emotionalen Hunger, haben sich bis dahin viele und sehr starke Emotionen angesammelt. Da ein Essanfall in der Regel einige Minuten andauert, kannst du deine Emotionen dabei über längere Zeit unterdrücken.

Achte unbedingt darauf, dass du dir nichts verbietest und nimm dir regelmäßig Zeit für dich, um Stress zu vermeiden.

Umgang mit Essanfällen

Mach dich selbst nicht schlecht, wenn dich ein Essanfall überkommt. Du bist deswegen nicht weniger wert und schon gar nicht bist du deswegen ein schlechter Mensch. Du bist toll! Du bist auf dem richtigen Weg. Gib deinem Körper Zeit, dir zu vertrauen. Lenke deine Gedanken nach einem Essanfall unbedingt ins Positive und versuche, daraus noch mehr über dich und deinen Körper zu lernen.

Wichtig ist, dass du immer überlegst, was der Auslöser für diesen Essanfall gewesen sein könnte. Wenn du die Ursache kennst, kannst du das Problem an der Wurzel packen und es beim nächsten Mal besser machen. Handelte es sich um körperlichen oder emotionalen Hunger? Was genau war der Grund?

Durch das intuitive Essen konnte ich meine Essstörung endlich hinter mir lassen. Ich habe heute keine Essanfälle mehr, denn es gibt überhaupt keinen Grund mehr dafür. Ich erlaube mir alles und verbiete mir nichts; ich gebe meinem Körper all die Nährstoffe, die er braucht, und ich achte immer darauf, dass es mir gut geht. Meinem Körper und meiner Psyche geht es einwandfrei. Das ist das A und O.

Leben und leben lassen

Eine Sache liegt mir vor dem nahenden Ende des Buches noch sehr am Herzen. Ich bin mir sicher, du wirst dich mit dem intuitiven Essen so toll und glücklich fühlen wie nie zuvor. Du wirst es wahrscheinlich in die Welt hinausschreien wollen. Wenn deine Freundin Traudel wieder von ihrer neuesten Wunderdiät erzählt, kann es sein, dass du traurig wirst. Vielleicht fühlst du Mitleid oder Wut, vielleicht würdest du Traudel am liebsten an den Schultern packen und sie kräftig wachrütteln. Vielleicht möchtest du allen Menschen die Diätshakes und die Abnehmpillen aus den Händen schlagen und ihnen sagen, dass sie mit dem intuitiven Essen wirklich glücklich werden. Doch ich bitte dich um eins: Tu das nicht.

Vergiss nicht, wie schwierig und einsam es ist, in der Diätspirale gefangen zu sein. Wie sehr man dabei täglich mit sich selbst kämpft und wie sehr man an sich zweifelt. Vergiss aber auch nicht, wie unfassbar motiviert man ist, wenn man eine neue Diät beginnt. Man nutzt alle Kraft und Energie, die zur Verfügung steht, um diese Diät durchzuziehen, weil man wirklich daran glaubt und der festen Überzeugung ist, dass es funktionieren wird! Es ist furchtbar, das anzusehen, wenn du die intuitive Ernährung verinnerlicht hast. Doch noch schlimmer ist es, wenn du hochmotiviert in deiner neuen Diät bist und deine beste Freundin zu dir sagt: „Oh Gott, machst du immer noch Diäten? Das bringt doch gar nichts! Ich mach jetzt intuitives Essen! Das ist viel besser und ich kann's dir nur raten!" Genauso fängt es doch bei jeder blöden Diät an. Lass uns diesen Teufelskreis nicht weiterführen.

Lebe und genieße dein Leben in vollen Zügen. Zeige den Menschen, wie gut es dir geht, anstatt ihnen zu sagen, was sie falsch machen. Wenn es ins Gespräch passt, erzähle von deinem Weg, und wenn dich jemand danach fragt, erzähle, wie du es geschafft hast. Und glaub mir: Früher oder später wirst du das gefragt. Spätestens, wenn deine Freundin Traudel sich nach Wochen immer noch quält, kein Gramm abnimmt und zutiefst verzweifelt ist, weil auch die neueste Diät nicht funktioniert hat. Vielleicht hat sie von dir schon mitbekommen, dass du dich jetzt intuitiv ernährst. Sie wird dich sehen und dich beobachten. Sie wird merken, wie gelassen, selbstsicher und glücklich du bist. Und spätestens dann kommt die Frage: „Jetzt sag mal, was ist denn eigentlich dieses intuitive Essen genau, das du da machst?" Und genau jetzt geht der Vorhang hoch und die Bühne gehört dir. Zeige deinen Mitmenschen dein Leben und gib ihnen Zeit, sich selbst bewusst dafür zu entscheiden.

Vielleicht schaffen wir es irgendwann, dass jeder Mensch versteht, dass Diäten nicht funktionieren.

Vielleicht schaffen wir es irgendwann, dass jeder Mensch befreit und glücklich essen und leben kann.

Vielleicht schaffen wir es irgendwann, dass jeder Mensch seinen eigenen und die Körper der anderen akzeptiert und wertschätzt. Lass es uns versuchen!

Wieso ich Diäten nicht mehr ausstehen kann

Ganz zum Schluss möchte ich dir nochmal deutlich machen, warum ich Diäten nicht mehr ausstehen kann und dir nochmal verdeutlichen, was wir unserem Körper mit diesen antun.

Mir ist vor ein paar Wochen ein lustiges Beispiel eingefallen, das den Irrsinn von Diäten perfekt beschreibt und verdeutlicht. Nimm es mit Humor und sieh es als einen Gedanken, der dir noch ein Stück mehr die Augen öffnet.

Denke immer daran, dass es eigentlich um Diäten geht. Okay? Los geht's!

Wir schreiben das Jahr 2050. Die Leute haben endlich erkannt, dass Diäten nicht funktionieren. Keiner macht sie mehr; keiner redet mehr darüber, keiner kauft mehr Abnehmprodukte; keiner zahlt mehr für Ernährungs- und Fitnessprogramme, die eine große Gewichtsabnahme in kurzer Zeit versprechen. Die Diätindustrie ist bankrott. Also muss etwas Neues her. Eines Tages sitzen die Diät-Gurus zusammen und schmieden neue Pläne: „Jahrhundertelang haben Menschen an Abnehm-Diäten geglaubt und unheimlich viel Geld dafür ausgegeben. Wir müssen uns nur eine neue Diät einfallen lassen."

Gesagt, getan. Der neueste Trend ist jetzt nicht mehr dünn zu sein, sondern trockene Haut zu haben. Okay, das hört sich jetzt echt komisch an, aber lies bitte unbedingt weiter.

Überall in Zeitschriften, auf Plakaten und im Fernsehen sehen wir Leute mit richtig trockener Haut. Uns wird wieder und wieder gepredigt: „Je trockener deine Haut ist, desto schöner und glücklicher bist du." Kennst du das, wenn deine Unterarme richtig trocken sind und du mit dem Fingernagel leicht darüberkratzt, sodass eine weiße, raue Spur entsteht? Genau das ist der neue Trend!

Die Medien wollen uns zeigen, dass trockene Haut wunderschön ist. Nur wer trockene Haut hat, ist hübsch, bekommt Schauspiel-Rollen im Fernsehen, wird bevorzugt für Jobs eingestellt und wird als Model für Werbeplakate gebucht.

Die Models auf den Plakaten zeigen stolz ihre trockene Haut, während sie in ihren Sommerkleidchen mit dem größten Lachen im Gesicht am Strand spazieren. Ganz nach dem Motto: „Hast du trockene Haut, wirst du endlich glücklich sein und kannst unbeschwert leben."

Jetzt wollen wir natürlich alle diesem Schönheitsideal nacheifern und auch trockene Haut haben. Wir alle wollen so aussehen, wie die glücklichen Personen im Fernsehen, denn das ist das neue Schön.

Jetzt kommt die Diätindustrie ins Spiel. Ab sofort werden besondere Pillen hergestellt, die zur Austrocknung der Haut führen. Man kann sie überall für Unsummen an Geld kaufen. In Apotheken, im Supermarkt oder online. Es werden ganze Pläne erstellt, in denen steht, wie unser Tagesplan aussehen muss, um trockene Haut zu erlangen. Regelmäßig kommen neue Produkte und Pläne auf den Markt, und jedes Mal wird behauptet, dass das jetzt aber wirklich funktioniert! Irgendwann entwickeln Stars und Sternchen ihre eigenen Methoden, trockene Haut zu bekommen, geben an, dass sie es damit ganz schnell und einfach geschafft haben, und verkaufen diese.

Schauen wir uns so einen Plan einmal genauer an: Er basiert auf der Grundlage neuester Erkenntnisse, die besagen, dass die Haut trockener wird, je weniger Flüssigkeit der Körper bekommt. In diesem Plan wird vorgegeben, dass man alle drei Stunden einen kleinen Schluck Wasser trinken soll. Dadurch wird der Durst nicht zu groß und man schafft es so, insgesamt sehr wenig zu trinken.

In einem anderen Plan steht, dass man pro Tag einen halben Liter Wasser zu Verfügung hat, den man frei über den Tag verteilt trinken darf. Bei dieser Diät wird damit geworben, dass es keine Verbote gibt und man ganz frei selbst entscheiden kann, wann man wie viel trinkt.

In wieder einem anderen Plan steht, dass man sich zusätzlich zwei bis drei Stunden täglich in die Sonne legen soll, damit man schwitzt und der Körper dadurch schneller und noch mehr Flüssigkeit verliert.

Alle Menschen sind wie besessen davon und überall unterhält man sich darüber: „Traudel, hast du schon von der neuen Wunderdiät gehört? Ich lege mich jetzt zwei Stunden täglich in die Sonne und es funktioniert wirklich! Bei meiner Freundin Elisabeth hat es auch funktioniert! Du musst das unbedingt probieren!"

Am nächsten Tag kommt die andere Freundin vorbei und erzählt: „Genau die Diät habe ich auch ausprobiert, die hat bei mir aber überhaupt nicht funktioniert. Ich habe jetzt etwas viel Besseres entdeckt. Die 3-Schluck-Wasser-am-Tag-Diät. Das ist so einfach und ich merke schon die ersten Erfolge!"

Und so weiter und so fort. Jeder redet davon. Jeder hat das große Ziel vor Augen, endlich trockene Haut zu bekommen, und jeder wird dabei total verrückt. Denn irgendwie hat trotz all der Diäten nur circa ein Prozent der Menschheit wirklich so trockene Haut, wie man es überall in der Werbung sieht.

Wenn wir das Ganze näher betrachten, erkennen wir auch, wieso das so ist. Irgendwann scheitern diese Diäten. Stell dir vor, du steckst voller Motivation in einer dieser Diäten und trinkst über längere Zeit nur noch drei Schluck Wasser am Tag. Doch irgendwann kannst du diesem Druck nicht mehr standhalten. Der Körper braucht dringend Flüssigkeit und kämpft ständig dafür, sie zu bekommen. Und wie wir wissen, können der Körper und seine Signale sehr stark sein. Irgendwann stehst du also völlig geistesabwesend in der Küche und erwischst dich dabei, wie du wie ferngesteuert zwei Liter Wasser auf einmal in dich hinein kippst. Sobald du die Flasche absetzt, kommst du zu dir und denkst: „Scheiße! Was habe ich getan? Ich habe versagt! Ich bin so schwach! So werde ich mein Ziel nie erreichen. Bis ich die zwei Liter wieder abtrainiert habe, wird es ewig dauern. Ich muss ab sofort strenger und konsequenter sein!"

Damit bist du aber nicht allein! Denn so viele Menschen fragen sich, warum sie es nicht schaffen, weniger zu trinken, und geben sich dann selbst die Schuld dafür. Schuldgefühle, Selbstzweifel und der ständige Druck führen dazu, dass das Selbstbewusstsein immer weiter sinkt. Diese Menschen reden sich ständig ein, dass sie nicht schön genug, nicht stark genug, nicht wertvoll genug sind. Sie denken, keiner wird sie lieben und sie werden nie einen Partner finden.

Ist das nicht verrückt? Aber so abwegig ist es gar nicht, mit den heutigen Diäten ist es ganz ähnlich!

Jeder normale Mensch sollte verstehen, dass der Körper Flüssigkeit braucht, um zu überleben. Trockene Haut ist nicht natürlich! Es ist unnatürlich und krankhaft. Es ist nicht das, wofür unser Körper gemacht ist. Er braucht Flüssigkeit mehr als alles andere, und wir entziehen sie ihm, nur um so auszusehen, wie es der jetzige Modetrend vorgibt.

Erkennst du, dass es nichts anderes ist als das, was in unserer Gesellschaft passiert? Der Trend ist, megadünn zu sein. Überall in den Medien sehen wir schlanke, muskulöse, glückliche Menschen. Die Diätindustrie verkauft uns ständig irgendwelche neuen Sport- und Ernährungspläne, Diätpillen und Shakes, damit wir es schaffen, möglichst wenig Kalorien zu uns zu nehmen und endlich abzunehmen. Gleichzeitig sitzen wir alle zuhause und wundern uns, warum es nicht funktioniert, warum wir immer dicker werden und warum wir irgendwann mit einem Essanfall in der Küche stehen und uns maßlos die Süßigkeiten reinschaufeln: Na, weil der Körper es braucht! Und er holt sich früher oder später das, wonach er verlangt, egal wie! Er braucht Energie, er braucht Nahrung. Genauso wie er Flüssigkeit benötigt.

Bei dem Beispiel mit dem Wasser hast du wahrscheinlich gedacht: „Ja klar, so ein Schwachsinn. Kein Wasser trinken, das Wasser raus schwitzen ... Wie dumm."

Genauso denke ich mittlerweile auch über Diäten. Wie blöd ist es, dem Körper die Nahrung zu entziehen - viel zu wenig zu essen und gleichzeitig krassen Sport zu machen; Diätpillen zu kaufen, die das Hungergefühl unterdrücken; Kapseln zu kaufen, die im Magen aufgehen, sodass er denkt, es wäre Nahrung. Dabei ist es nur Chemie, mit der der Körper nichts anfangen kann. Er braucht aber dringend Nährstoffe, um richtig zu arbeiten, um uns gesund und fit und unsere Organe am Laufen zu halten. Das ist nicht gut, es ist nicht gesund, sondern krankhaft!

Vielleicht verstehst du jetzt, warum ich mittlerweile so sauer werde, wenn ich Werbung für die neuesten Diätprodukte sehe.

Zum Glück sind wir noch nicht so weit, dass wir uns die Flüssigkeit verbieten. Die meisten Leute machen sich überhaupt keine Gedanken darüber und trinken einfach, wenn sie durstig sind. Wenn wir genug haben, hören wir auf. Manche achten auch darauf, möglichst viel zu trinken, und kleben sich Post-its an den PC, weil sie wissen, dass es gesund ist und der Körper viel Flüssigkeit braucht.

Wenn wir Kopfschmerzen bekommen, müde werden oder der Mund trockenen wird, ist es für uns ein klares Zeichen, dass wir zu wenig getrunken haben, und wir greifen sofort zu einem Getränk.

Wir machen uns beim Trinken nicht so viele und vor allem keine negativen Gedanken. Wir vertrauen dem Körper, dass er uns Bescheid sagt, wenn er Flüssigkeit braucht. Und dann geben wir sie ihm. Dadurch sind wir ganz automatisch mit ausreichend Flüssigkeit versorgt, der Körper ist zufrieden und wir sind fit und glücklich.

Klar gibt es beim Essen nicht nur einen Nährstoff, wie Wasser, mit dem wir ausreichend versorgt werden müssen. Es gibt mehrere Nährstoffe, die der Körper benötigt. Ebenso gibt es viele Leckereien, die wir genießen möchten. Und genau deswegen ist es noch viel wichtiger, dem Körper zuzuhören, ihm das zu geben, was er braucht, und ihm zu vertrauen.

Lass es uns mit dem Essen genauso machen wie mit dem Trinken! Lass uns selbst unser bester Freund werden und lass uns endlich Frieden mit uns, unserem Körper und unserem Leben schließen.

Ich sage dir eins: Es tut so unglaublich gut! Ich war in meinem Leben noch nie so glücklich wie jetzt. Ich genieße mein Leben in vollen Zügen, ich führe eine glückliche Partnerschaft, gehe gern mit Freunden essen und trinke abends gern ein Gläschen Wein. Ich liebe es, mit lauter Musik durch die Bude zu tanzen und dabei über mich selbst lachen zu können. Ich liebe Gemüse, Salat und Vollkornbrot, und gleichzeitig liebe ich fettige Pizza vom Lieferdienst und Dosenbier aus dem Supermarkt. Ich habe so viele Pläne und Ideen für meine Zukunft, und mein Kopf ist endlich so frei, dass ich mich auf all diese wundervollen Dinge konzentrieren kann. Ich meine: Ich habe ein Buch geschrieben! Wie cool ist das denn?

Und weißt du was? Genau dieses Leben kannst du auch führen. Du musst dich nur dafür entscheiden! Ich wünsche dir ganz viel Freude und vor allem viel Spaß für diesen Weg ins unbeschwerte und glückliche Leben!

Fühle dich ganz fest von mir in den Arm genommen! Du schaffst das!

Deine